W0371553

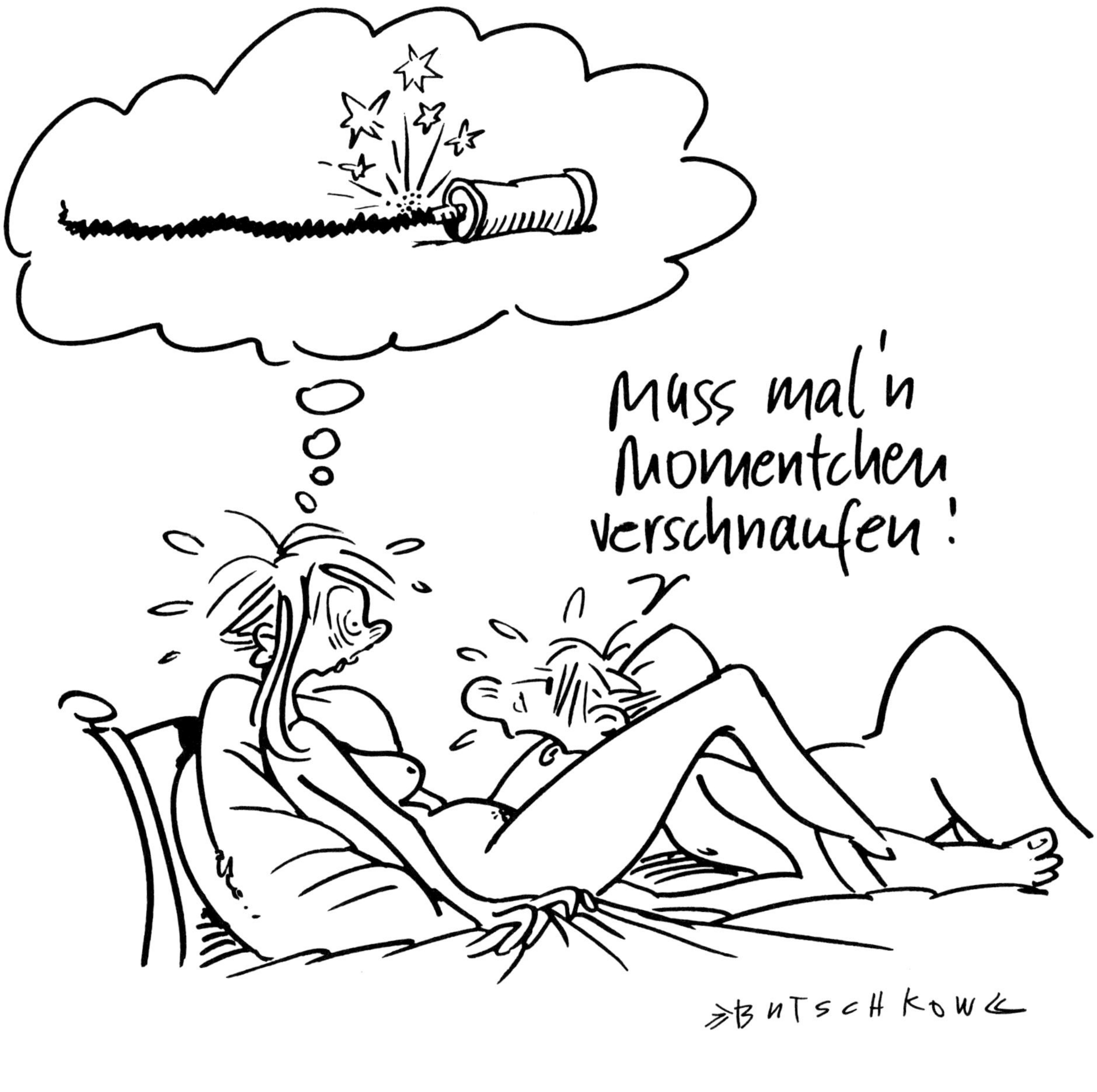
Muss mal'n Momentchen verschnaufen!
BUTSCHKOW

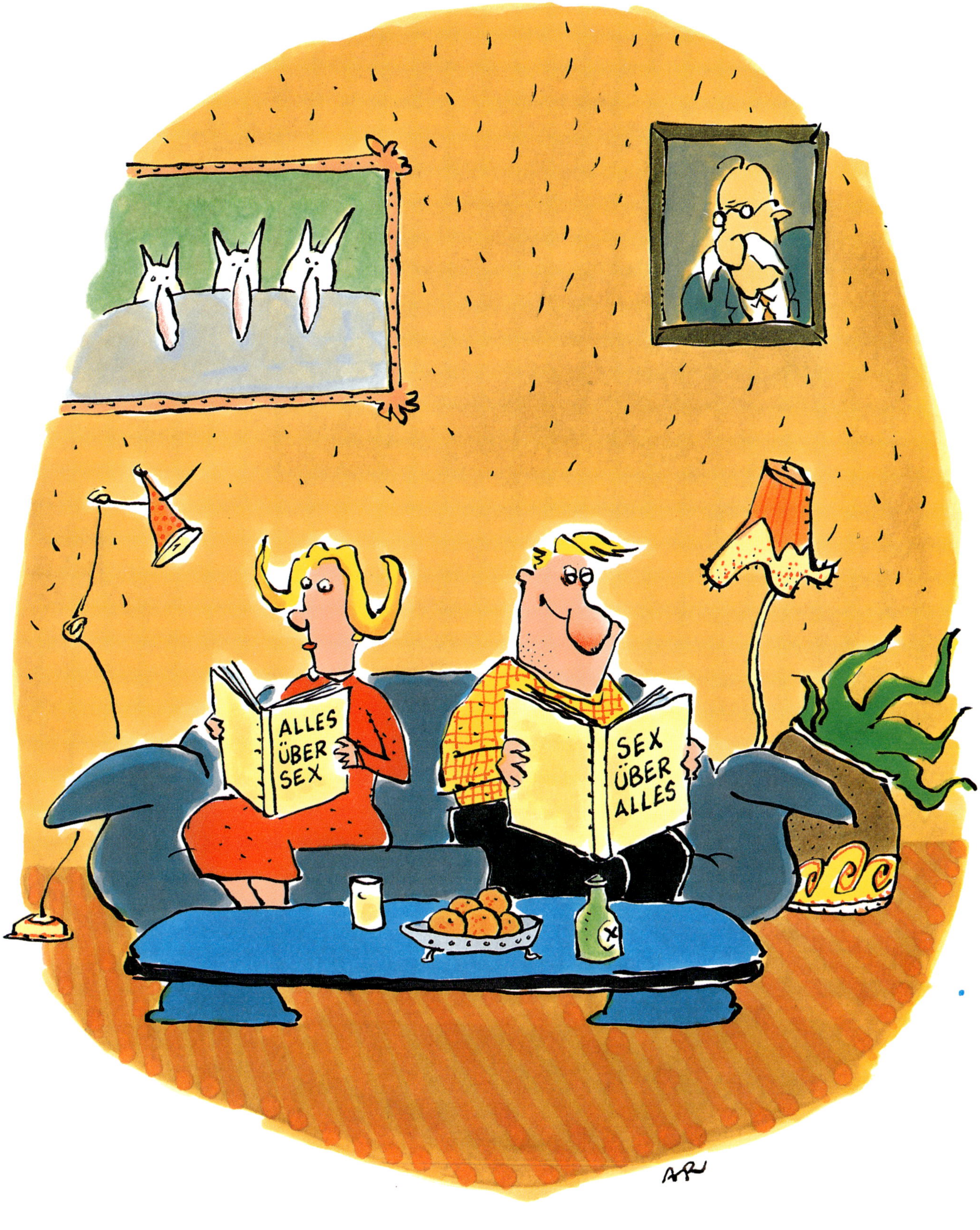
ALLES ÜBER SEX
SEX ÜBER ALLES

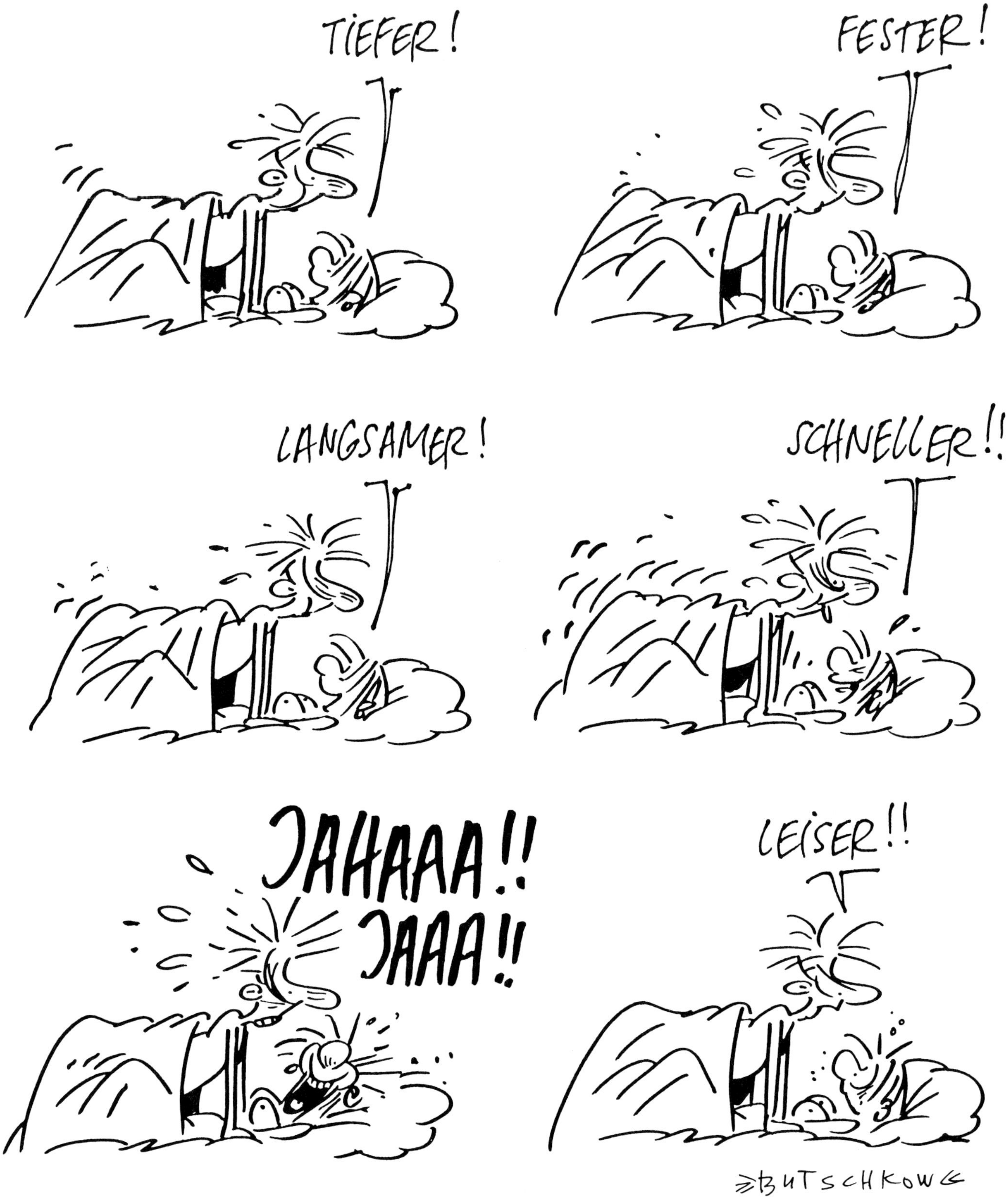
TIEFER!
FESTER!
LANGSAMER!
SCHNELLER!!
JAHAAA!!
JAAA!!
LEISER!!
BUTSCHKOW

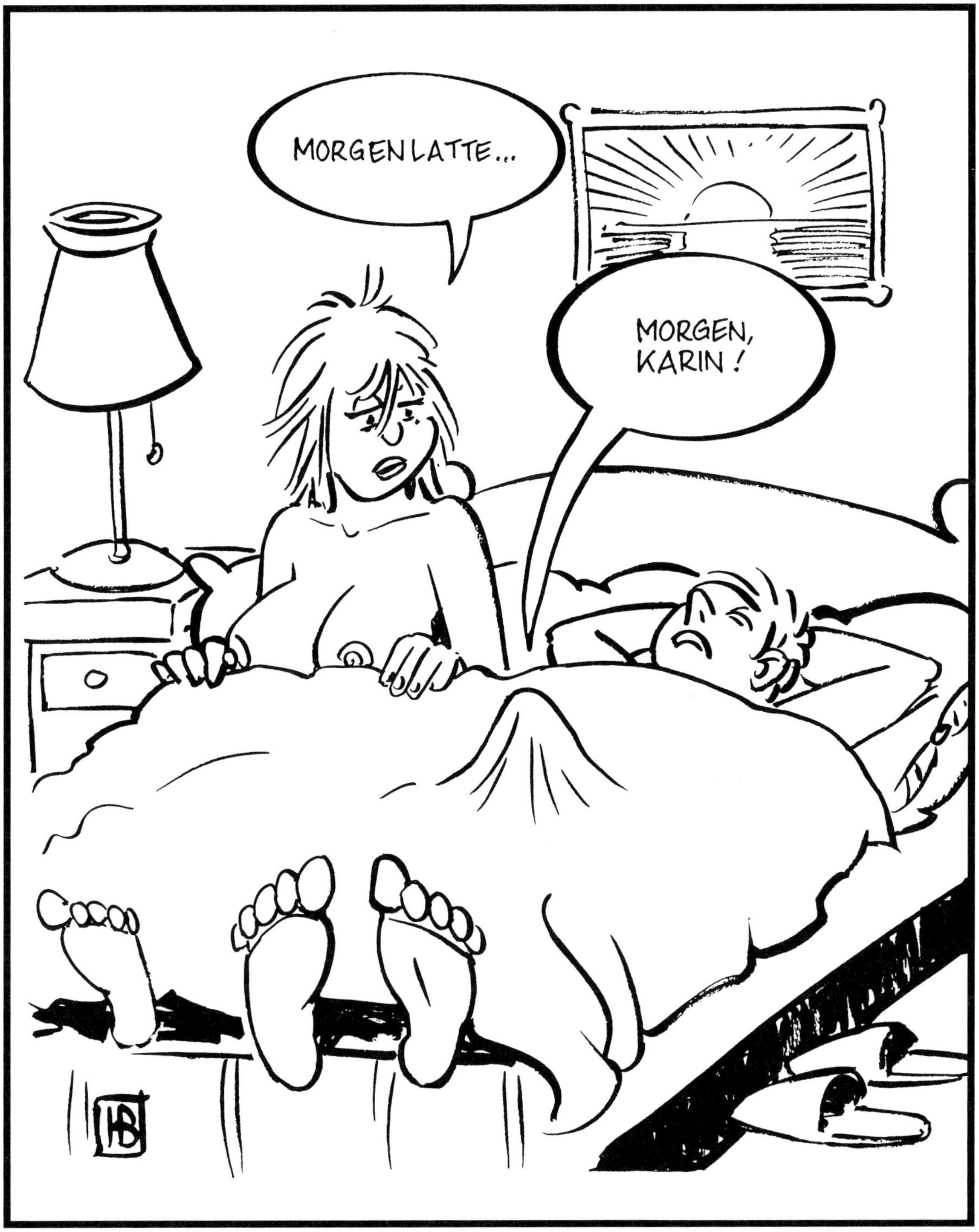
MORGENLATTE...
MORGEN, KARIN!

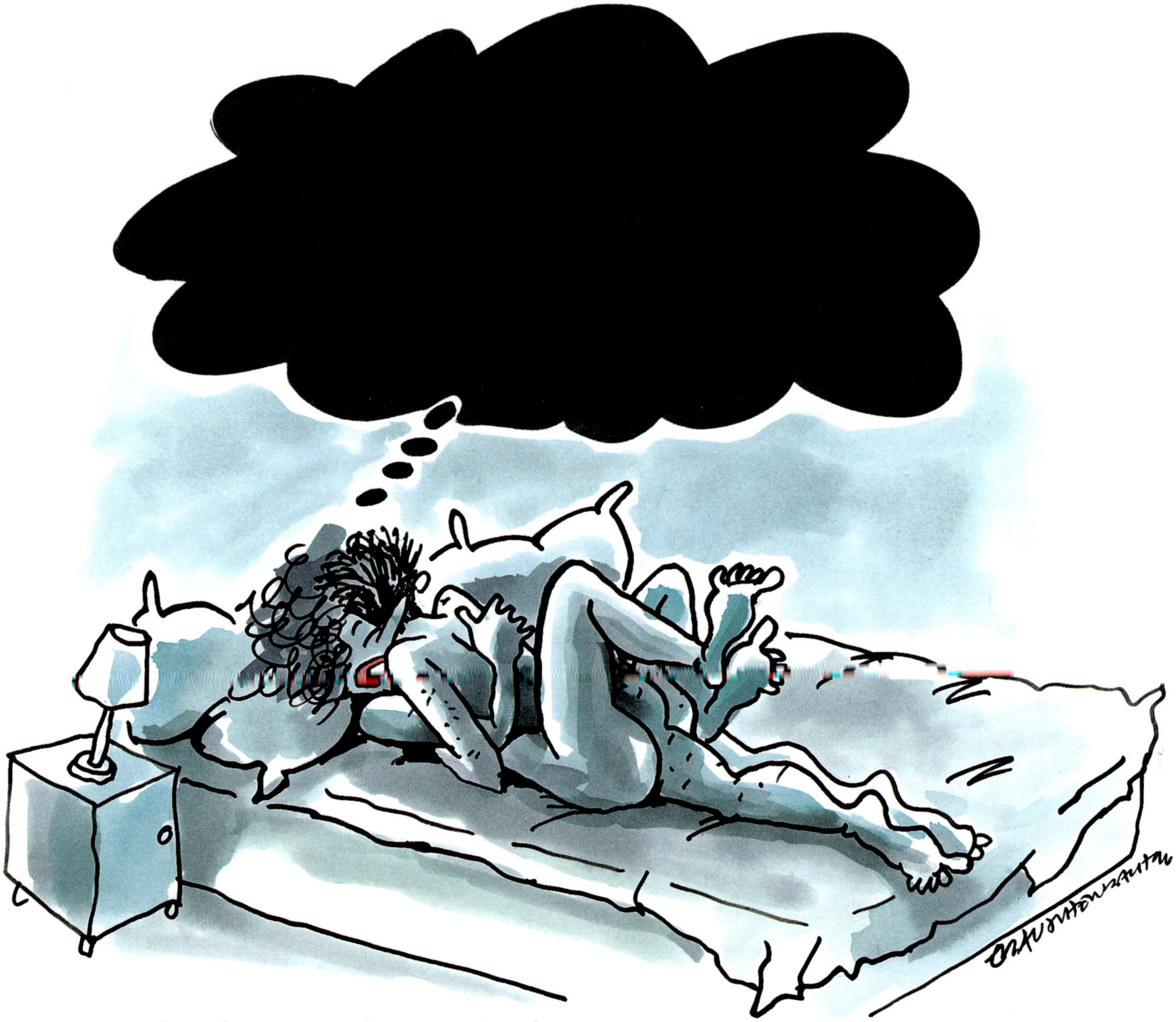

In ihren wilden Fantasien während des ehelichen Beischlafs trieb sie die unglaublichsten Dinge – ihrer katholischen Erziehung wegen leider jedoch immer nur im Dunklen.

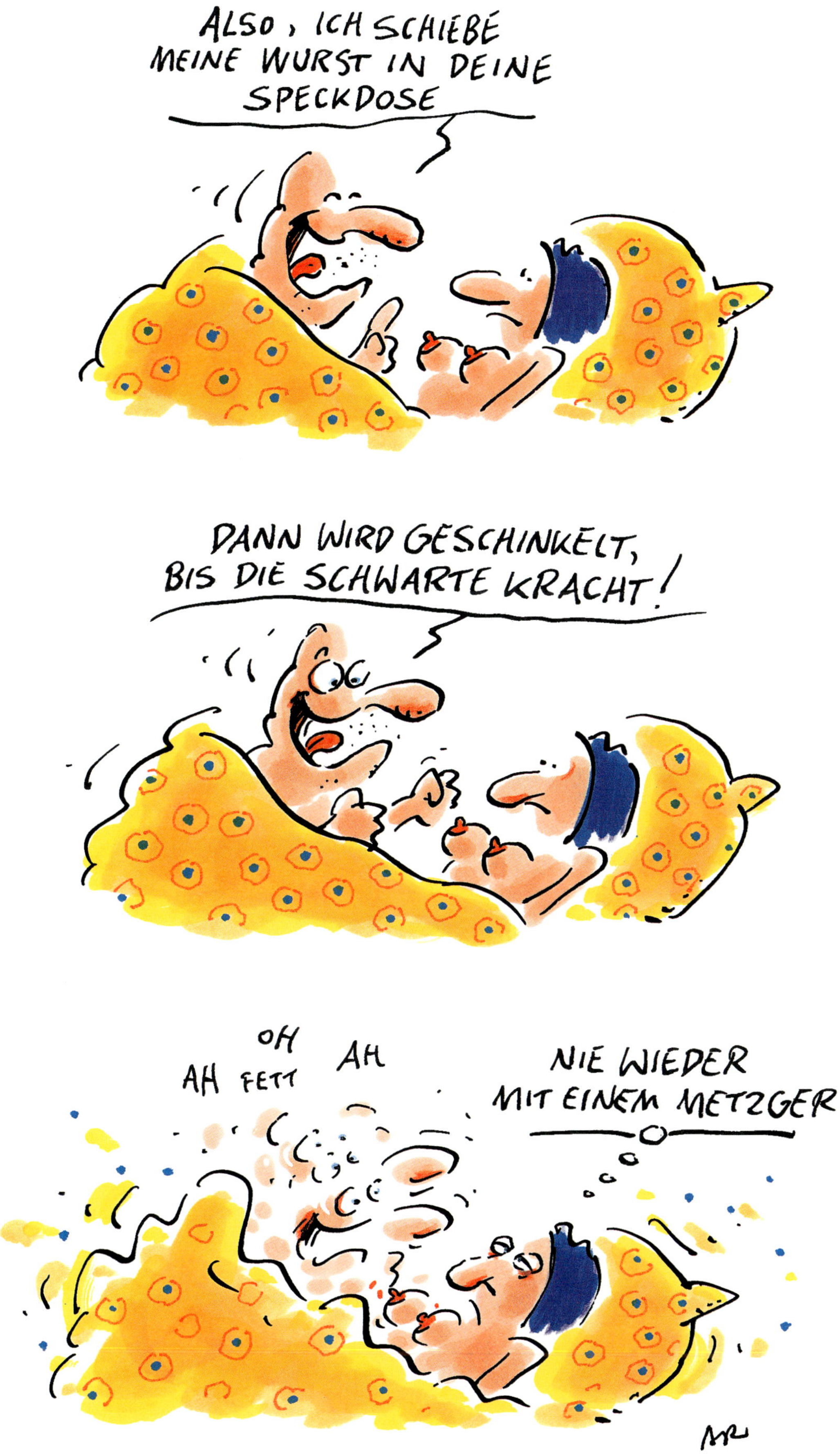
ALSO, ICH SCHIEBE MEINE WURST IN DEINE SPECKDOSE
DANN WIRD GESCHINKELT, BIS DIE SCHWARTE KRACHT!
OH
AH
FETT
AH
NIE WIEDER MIT EINEM METZGER

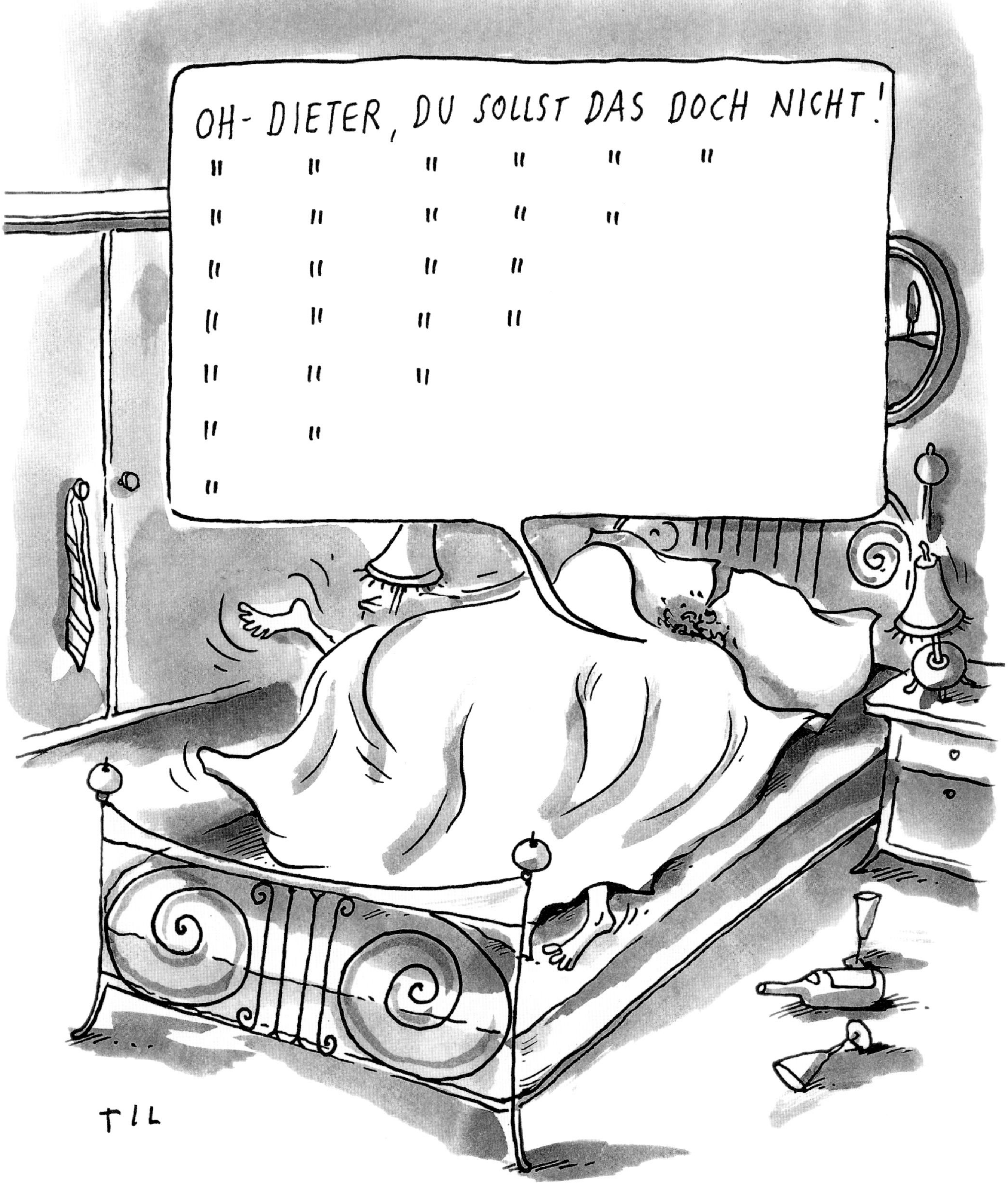
OH- DIETER, DU SOLLST DAS DOCH NICHT!
" " " " " "
" " " " "
" " " "
" " " "
" " "
" "
"
TIL

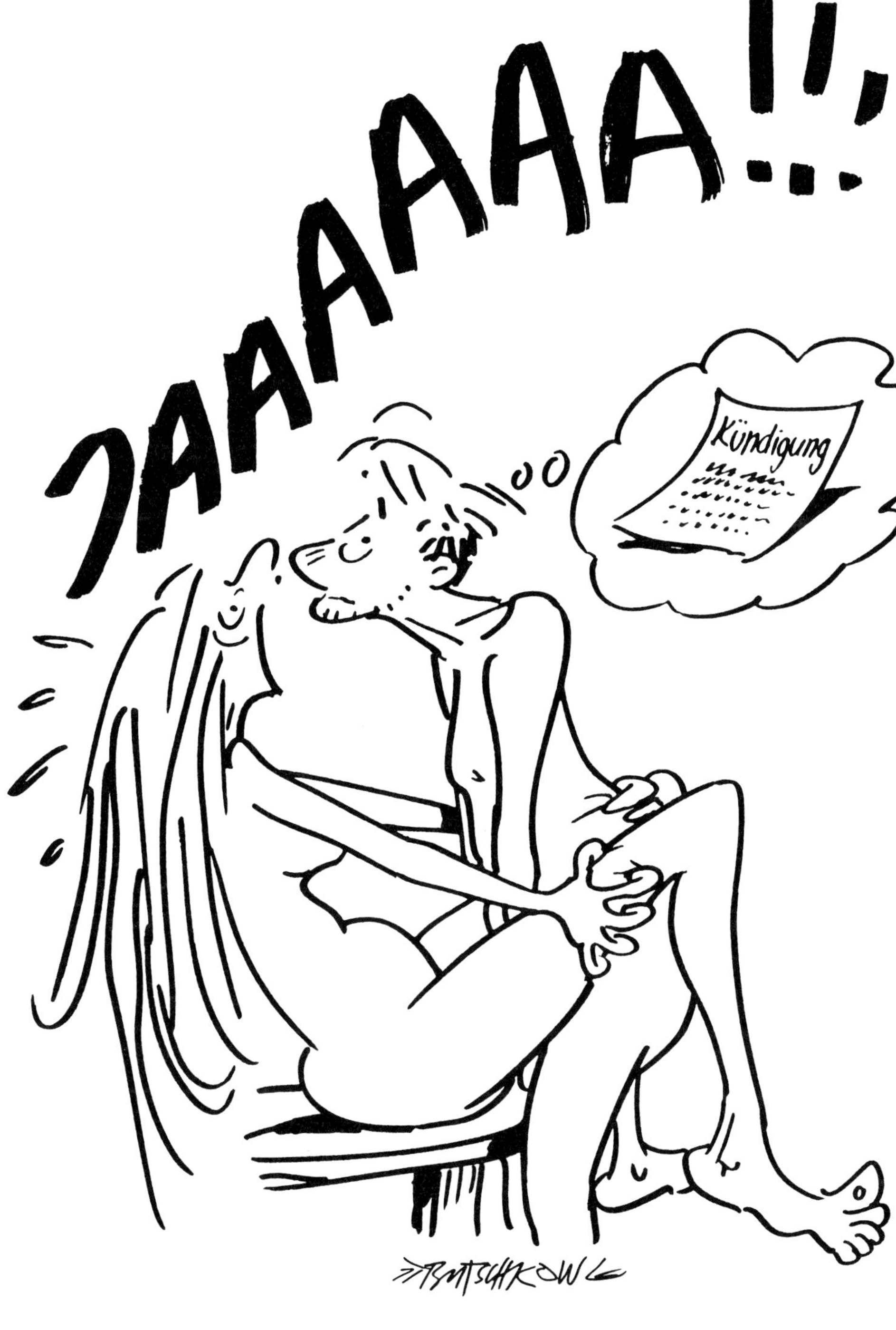
JAAAAAA!!!
Kündigung

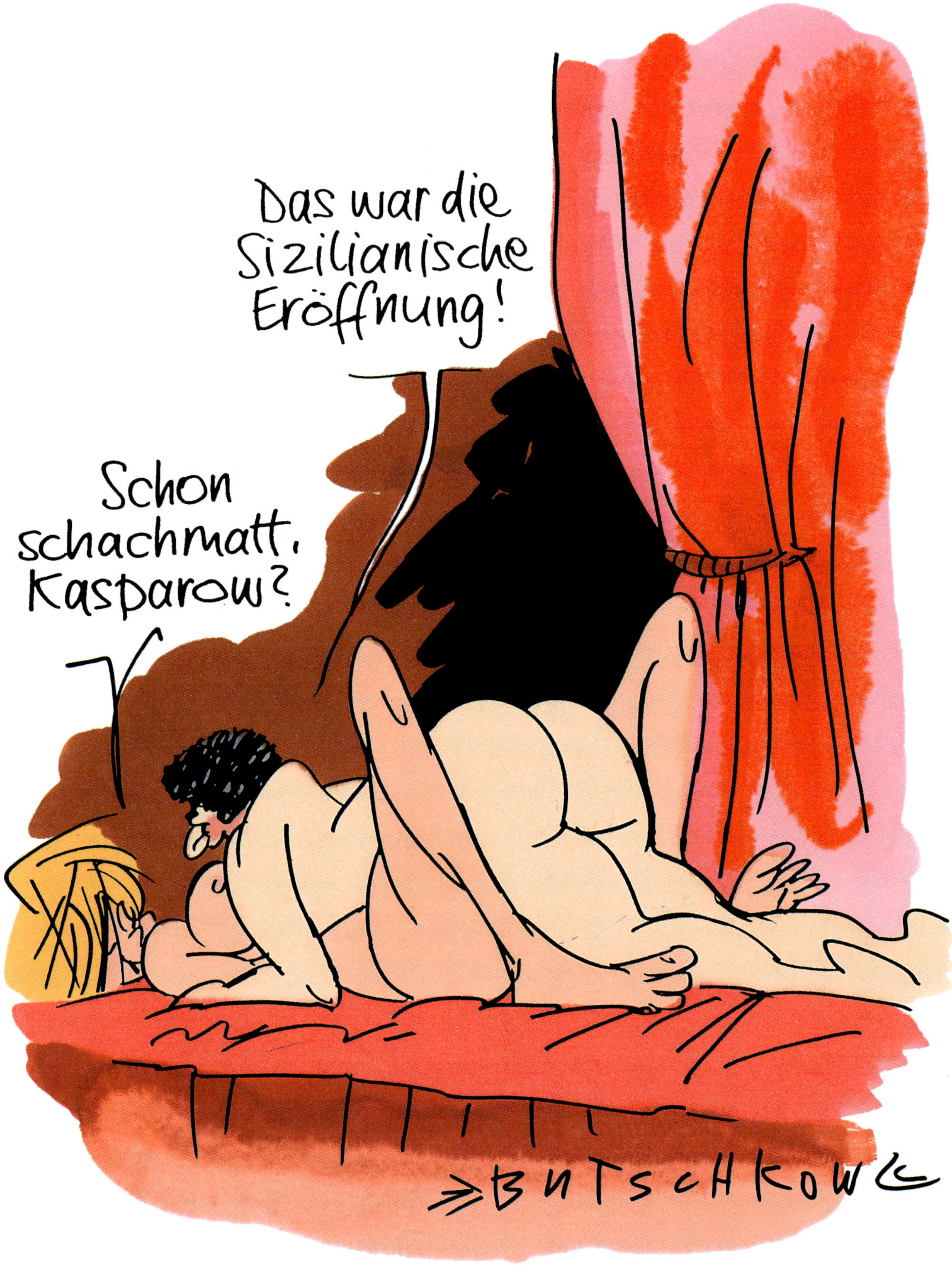
Das war die Sizilianische Eröffnung!
Schon schachmatt, Kasparow?
BUTSCHKOW

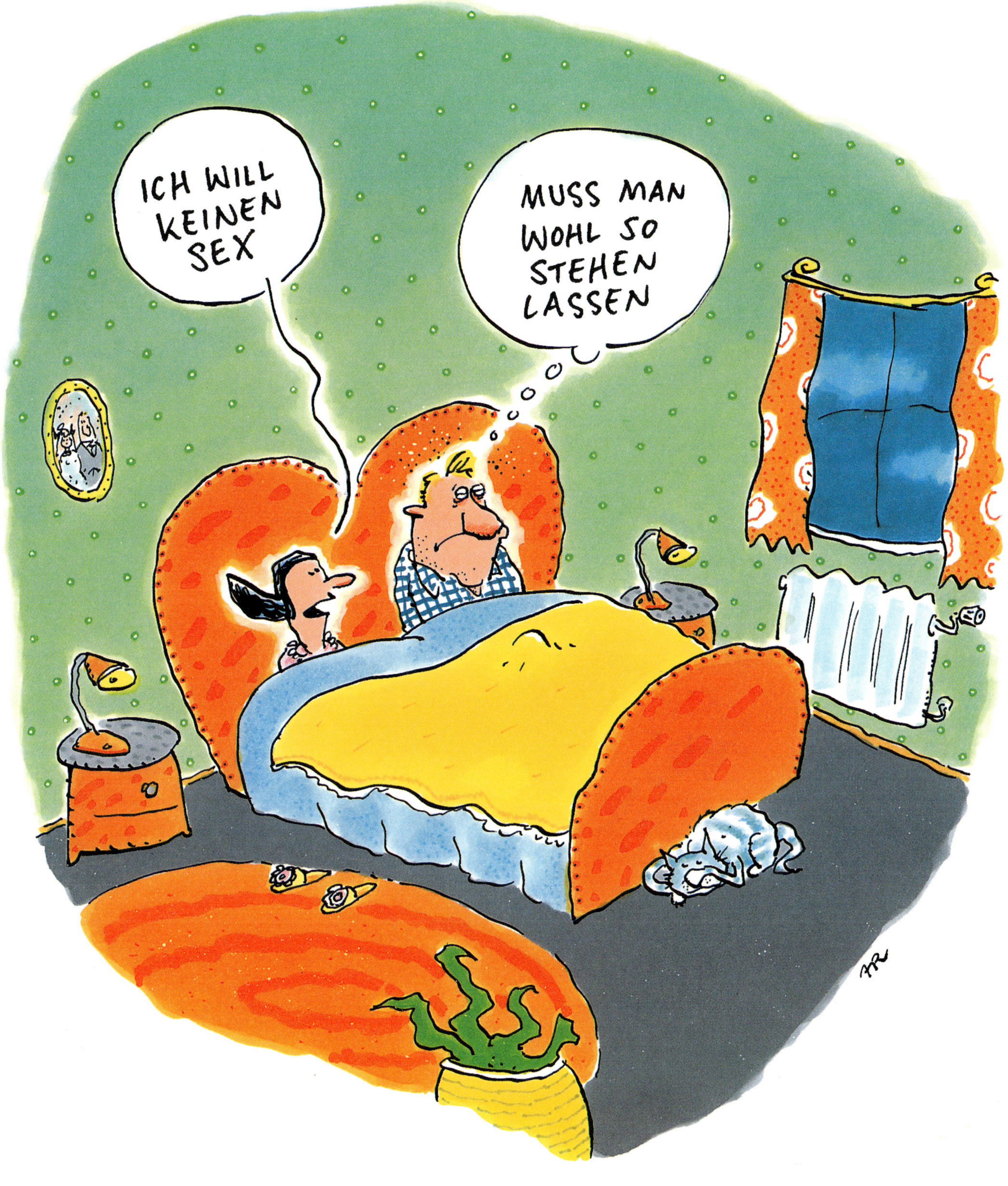
ICH WILL KEINEN SEX
MUSS MAN WOHL SO STEHEN LASSEN

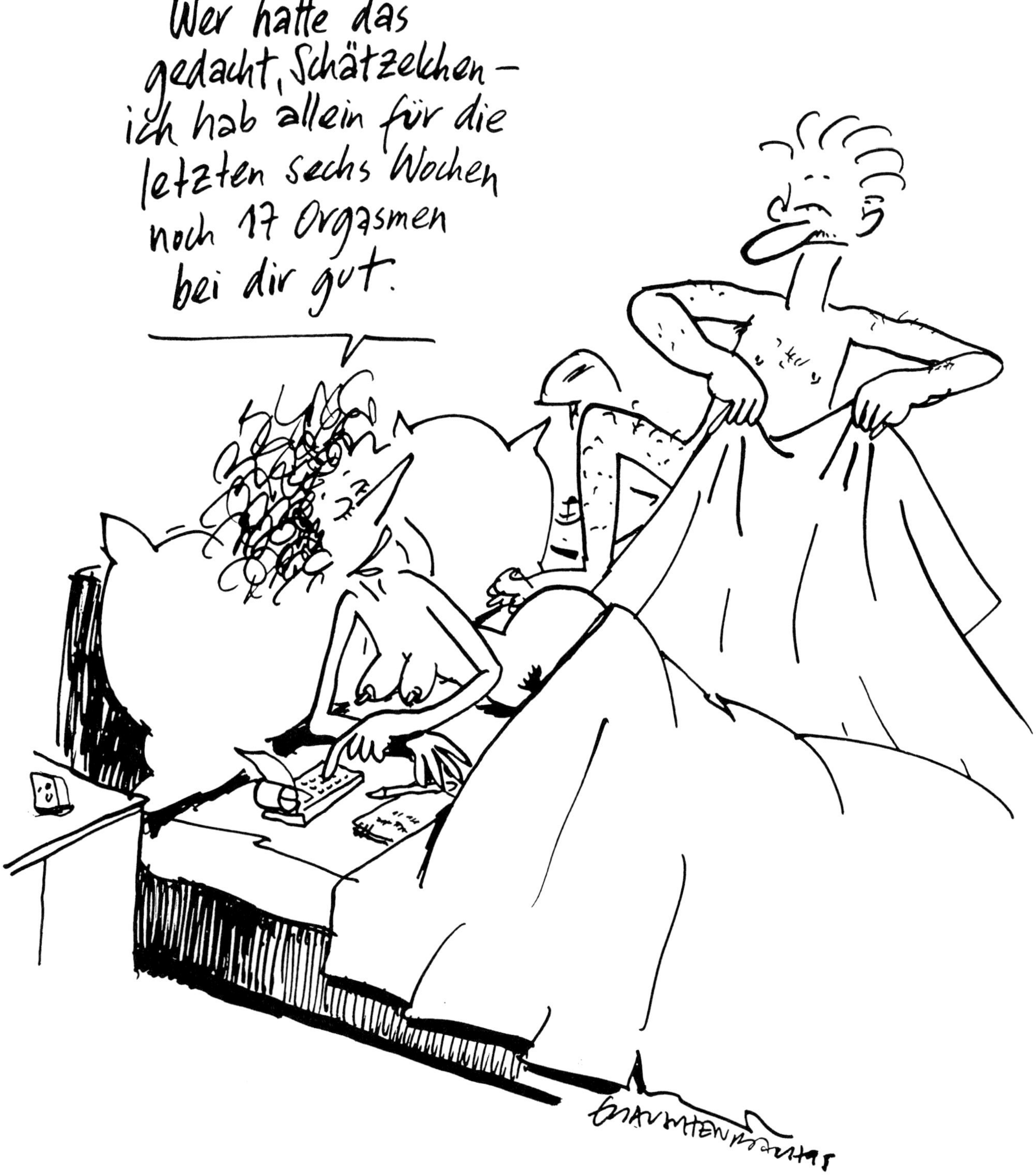
Wer hätte das gedacht, Schätzelchen – ich hab allein für die letzten sechs Wochen noch 17 Orgasmen bei dir gut.

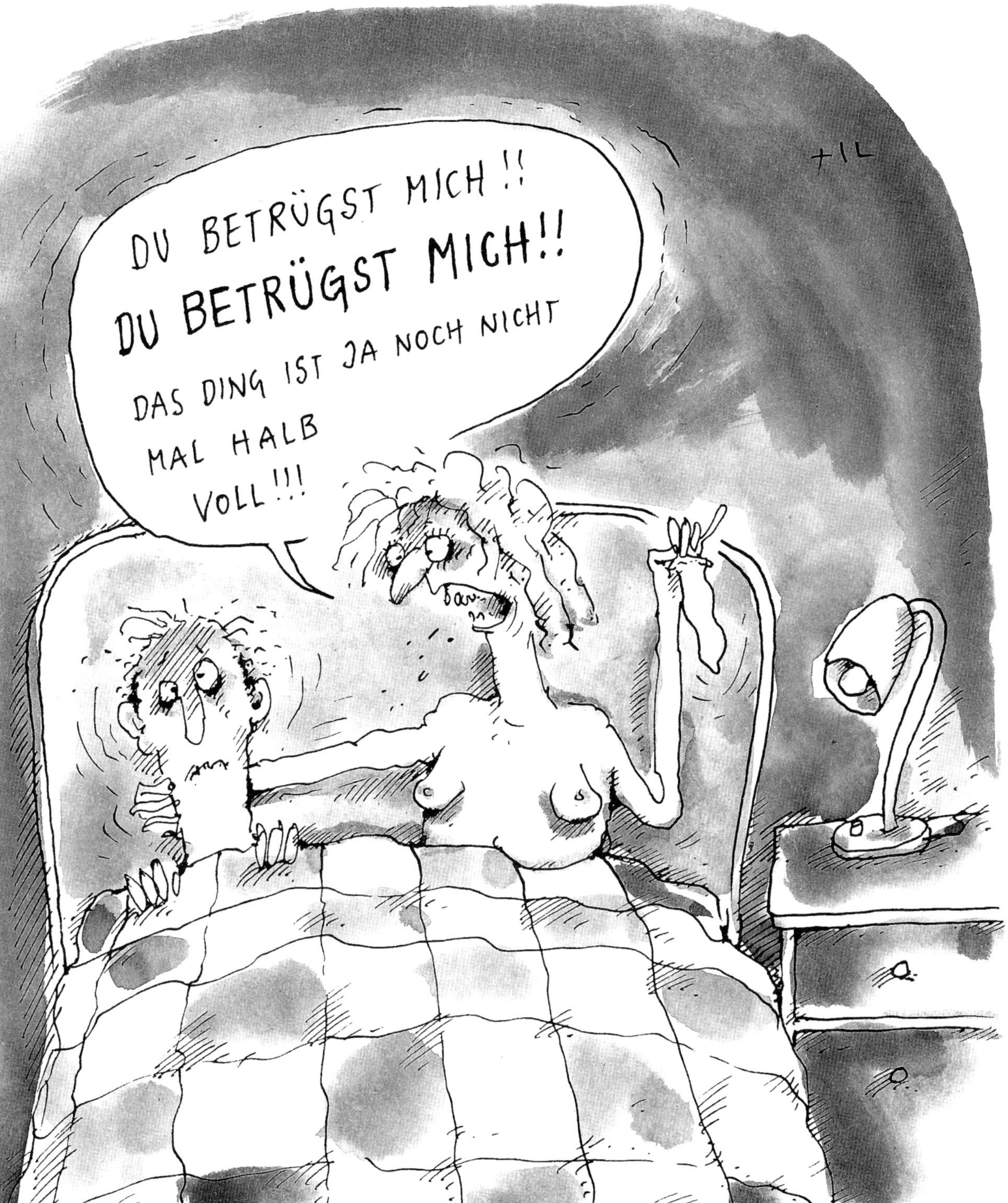
DU BETRÜGST MICH!!
DU BETRÜGST MICH!!
DAS DING IST JA NOCH NICHT MAL HALB VOLL!!!
TIL

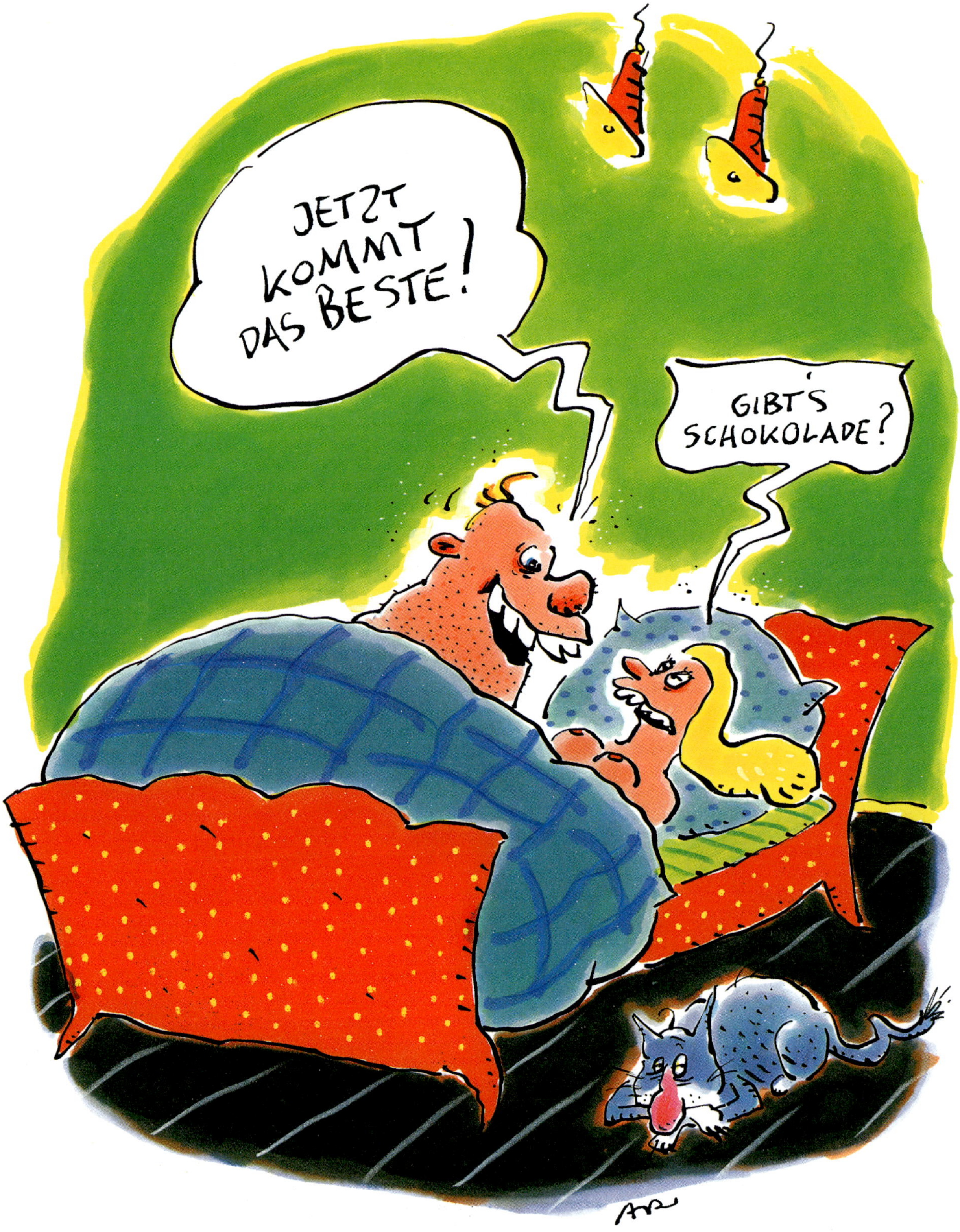
JETZT KOMMT DAS BESTE!
GIBT'S SCHOKOLADE?

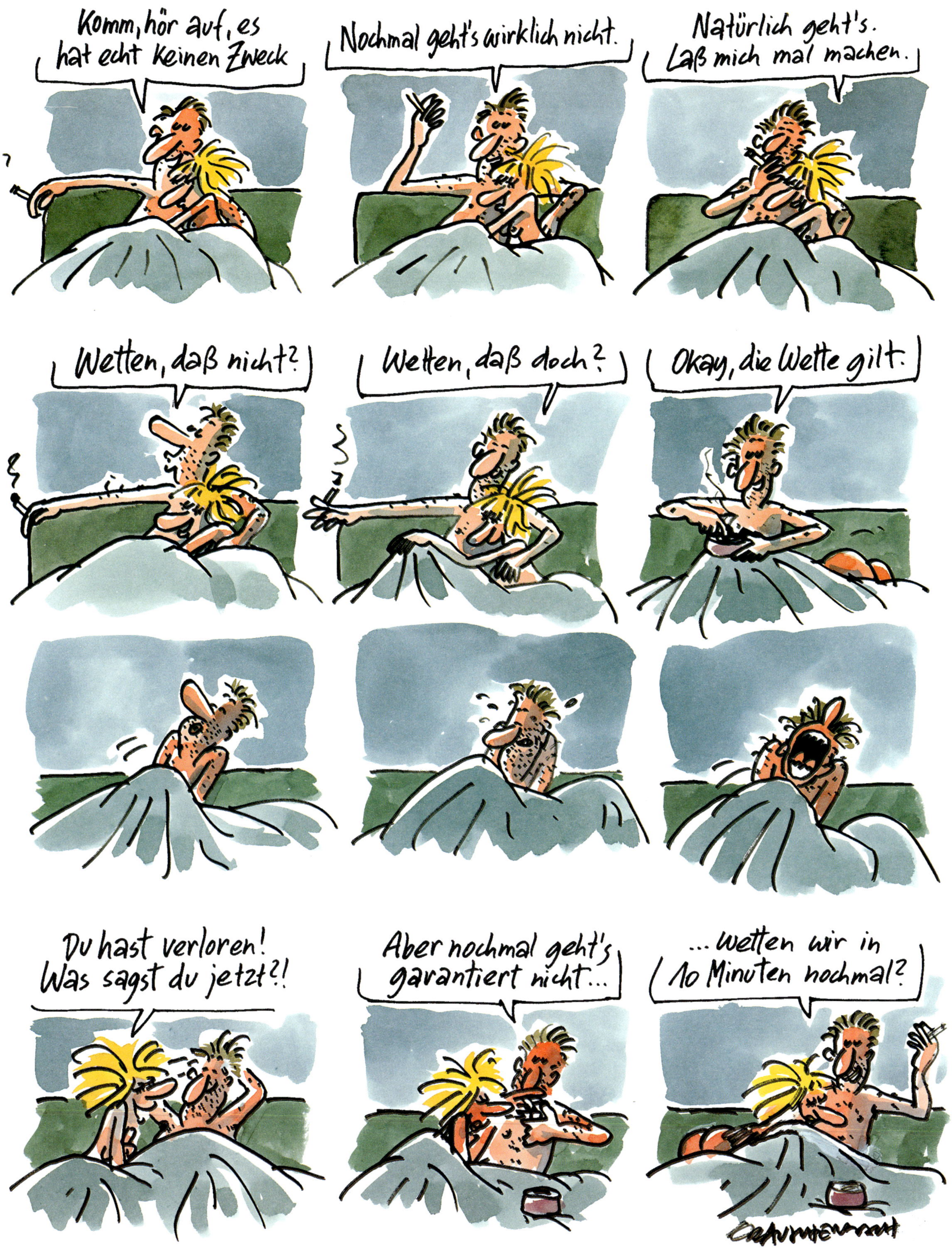
Komm, hör auf, es hat echt keinen Zweck
Nochmal geht's wirklich nicht.
Natürlich geht's. Laß mich mal machen.
Wetten, daß nicht?
Wetten, daß doch?
Okay, die Wette gilt.
Du hast verloren! Was sagst du jetzt?!
Aber nochmal geht's garantiert nicht…
… wetten wir in 10 Minuten nochmal?

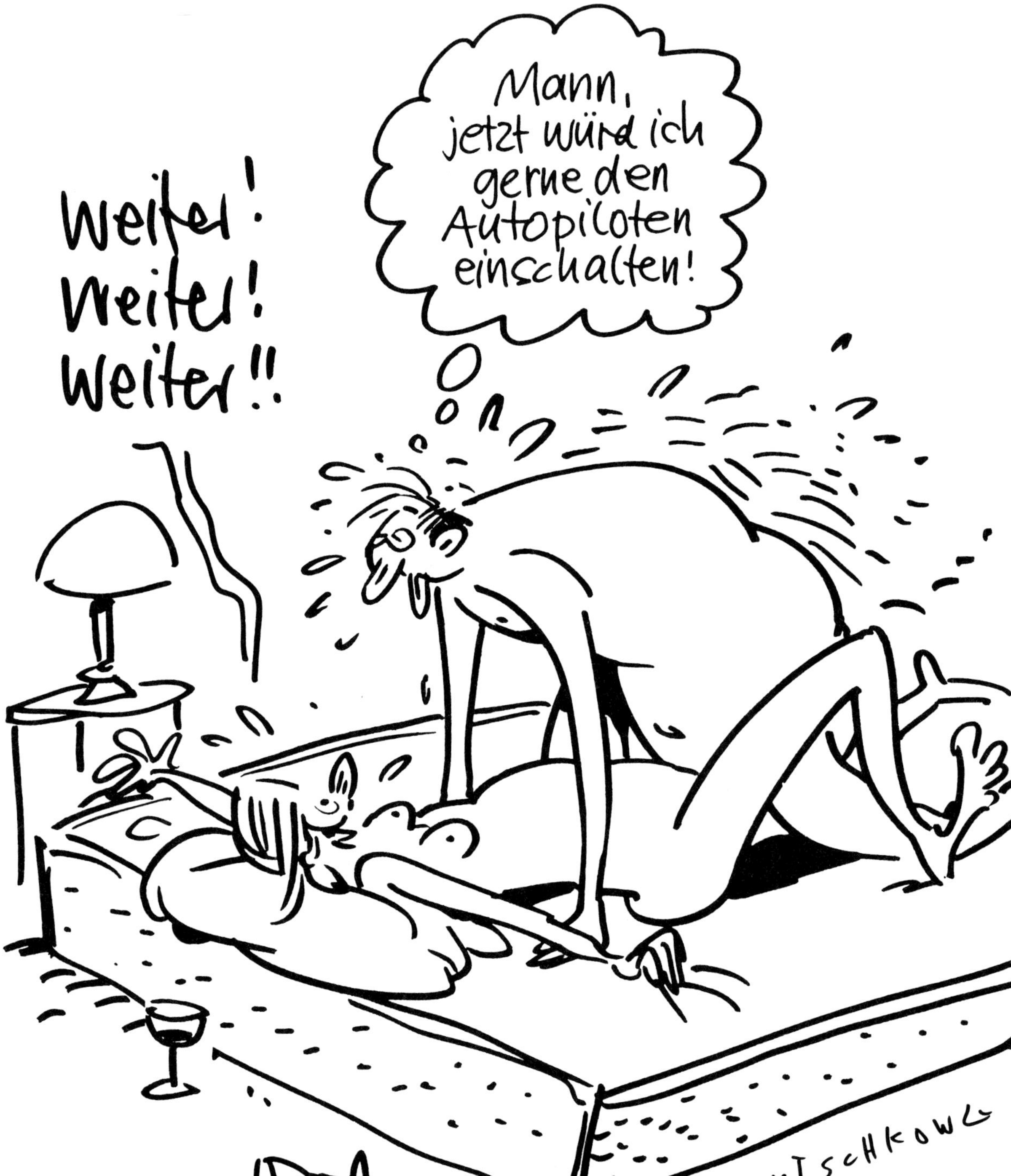
Weiter! Weiter! Weiter!!
Mann, jetzt würd ich gerne den Autopiloten einschalten!
BUTSCHKOW

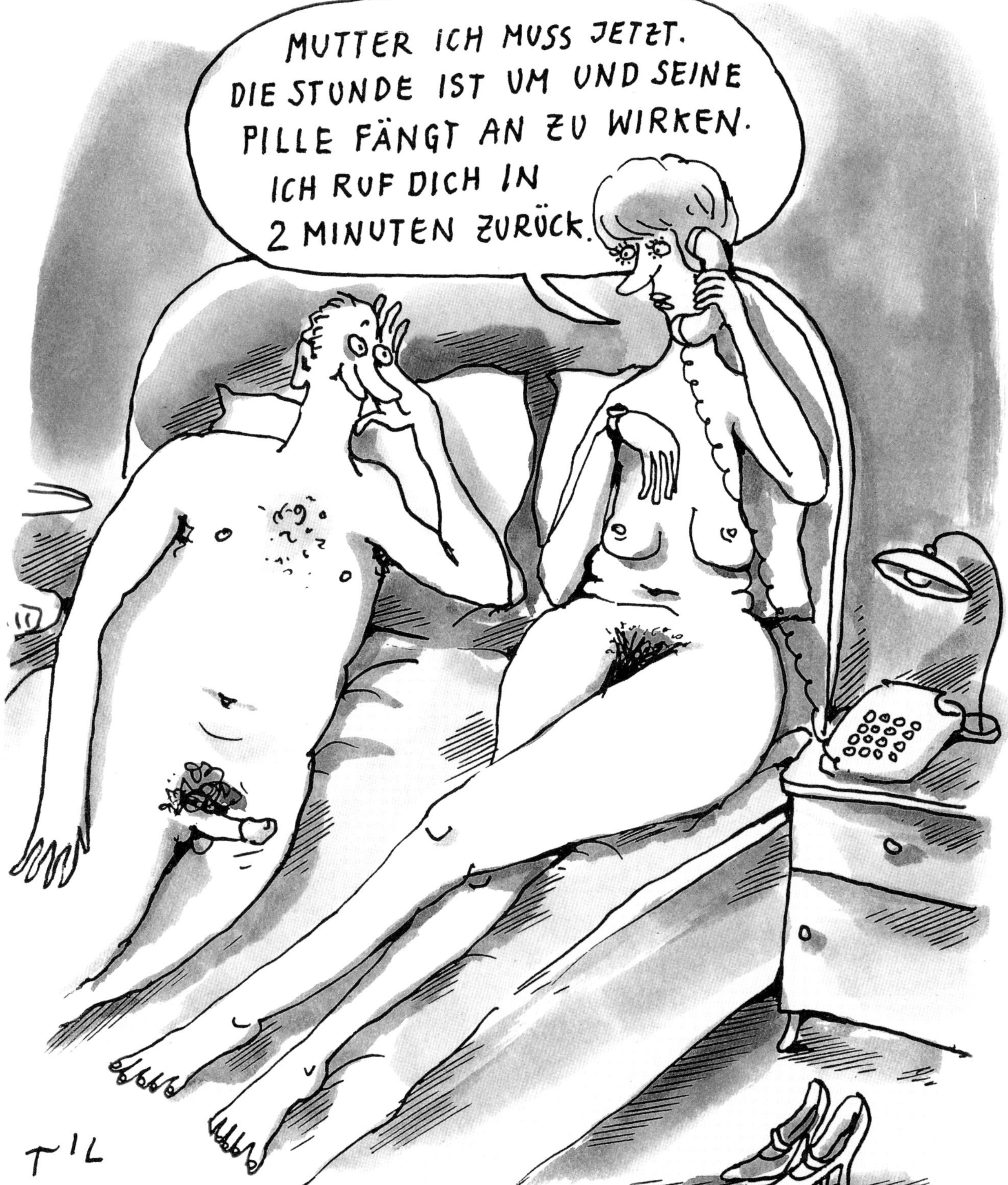
MUTTER ICH MUSS JETZT. DIE STUNDE IST UM UND SEINE PILLE FÄNGT AN ZU WIRKEN. ICH RUF DICH IN 2 MINUTEN ZURÜCK.
TIL

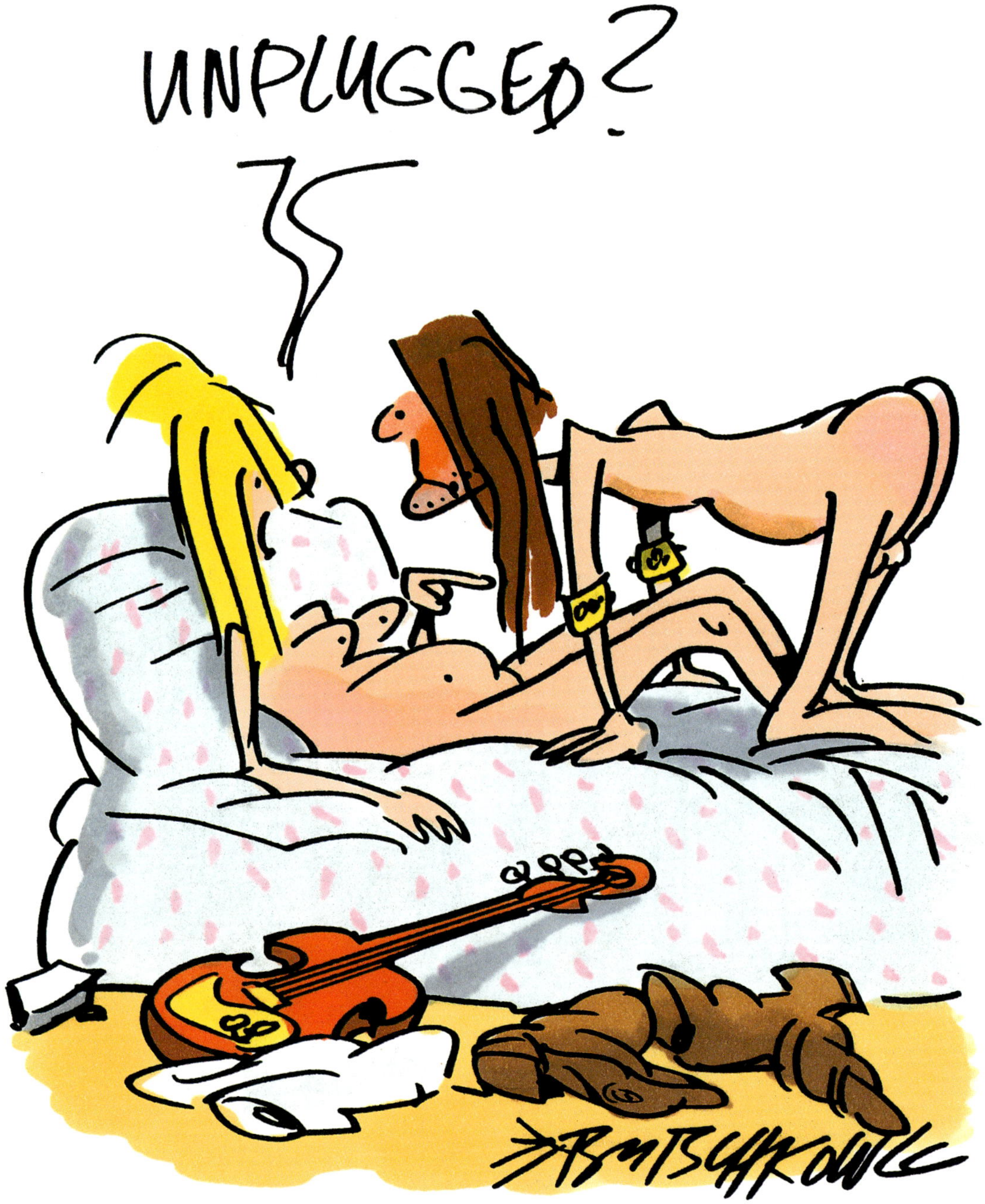
UNPLUGGED?

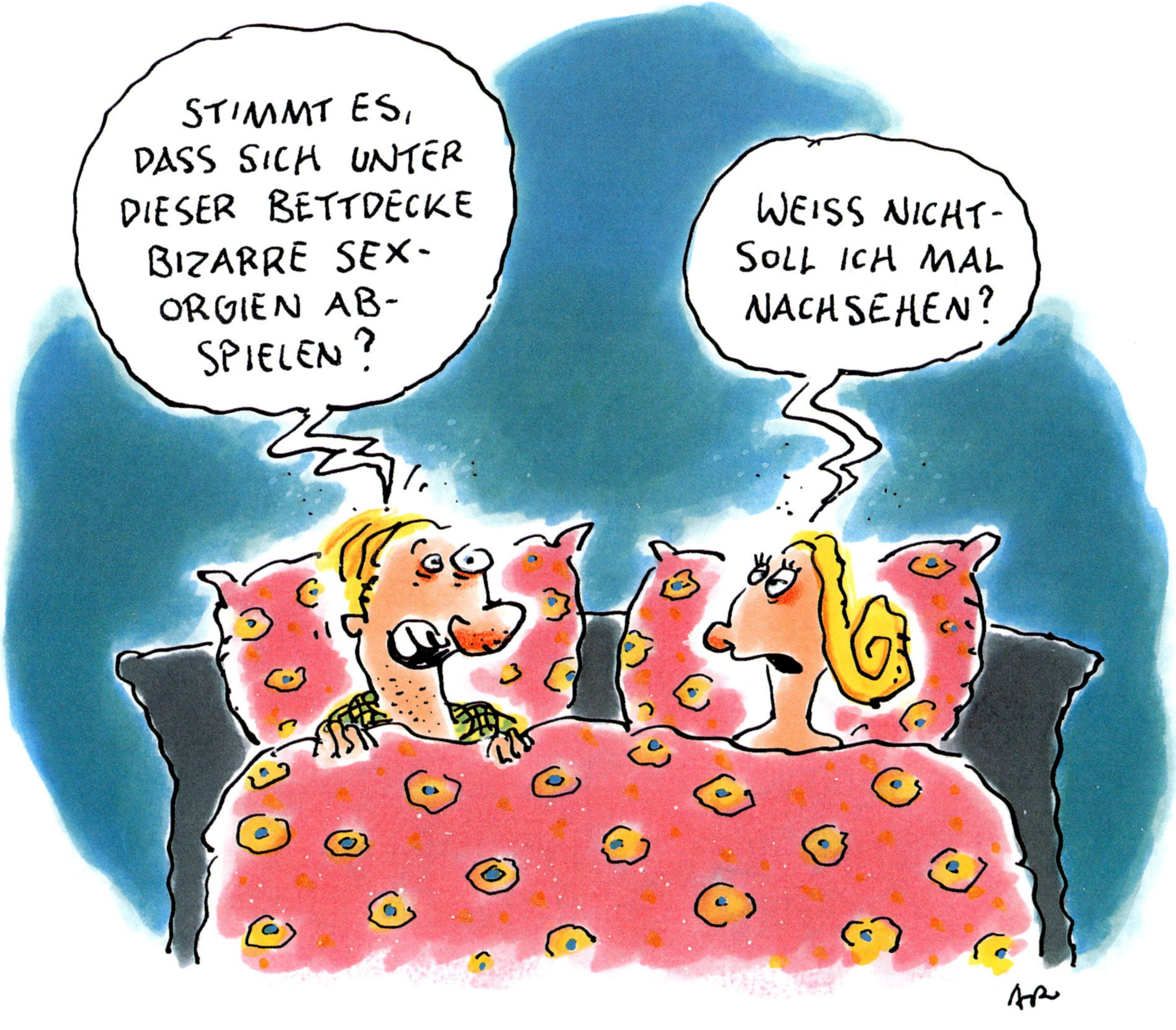

STIMMT ES, DASS SICH UNTER DIESER BETTDECKE BIZARRE SEX-ORGIEN AB-SPIELEN?
WEISS NICHT-SOLL ICH MAL NACHSEHEN?

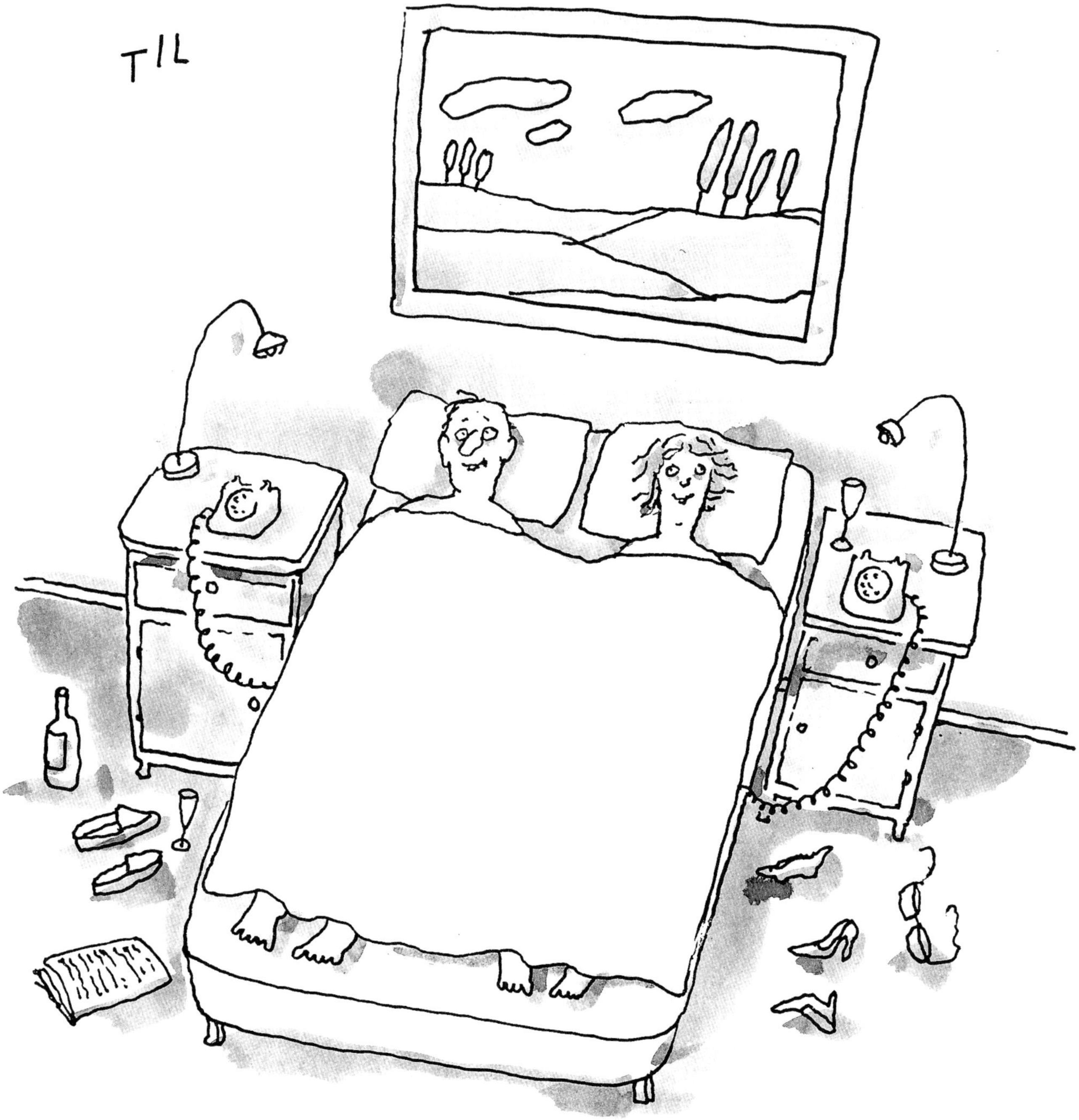

DIE WEBERS GEBEN AIDS KEINE CHANCE,
SIE PRAKTIZIEREN TELEFONSEX

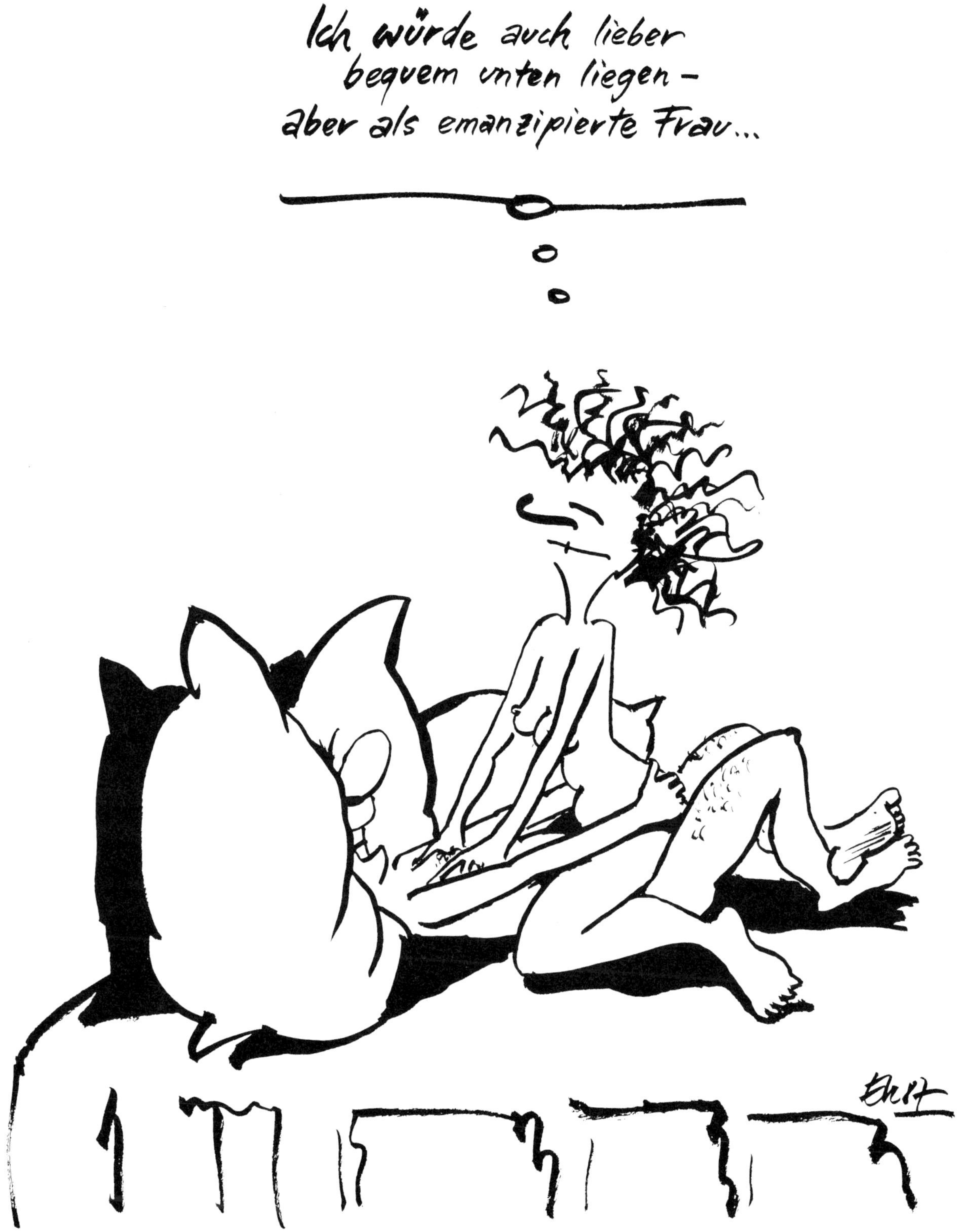
Ich würde auch lieber bequem unten liegen – aber als emanzipierte Frau...

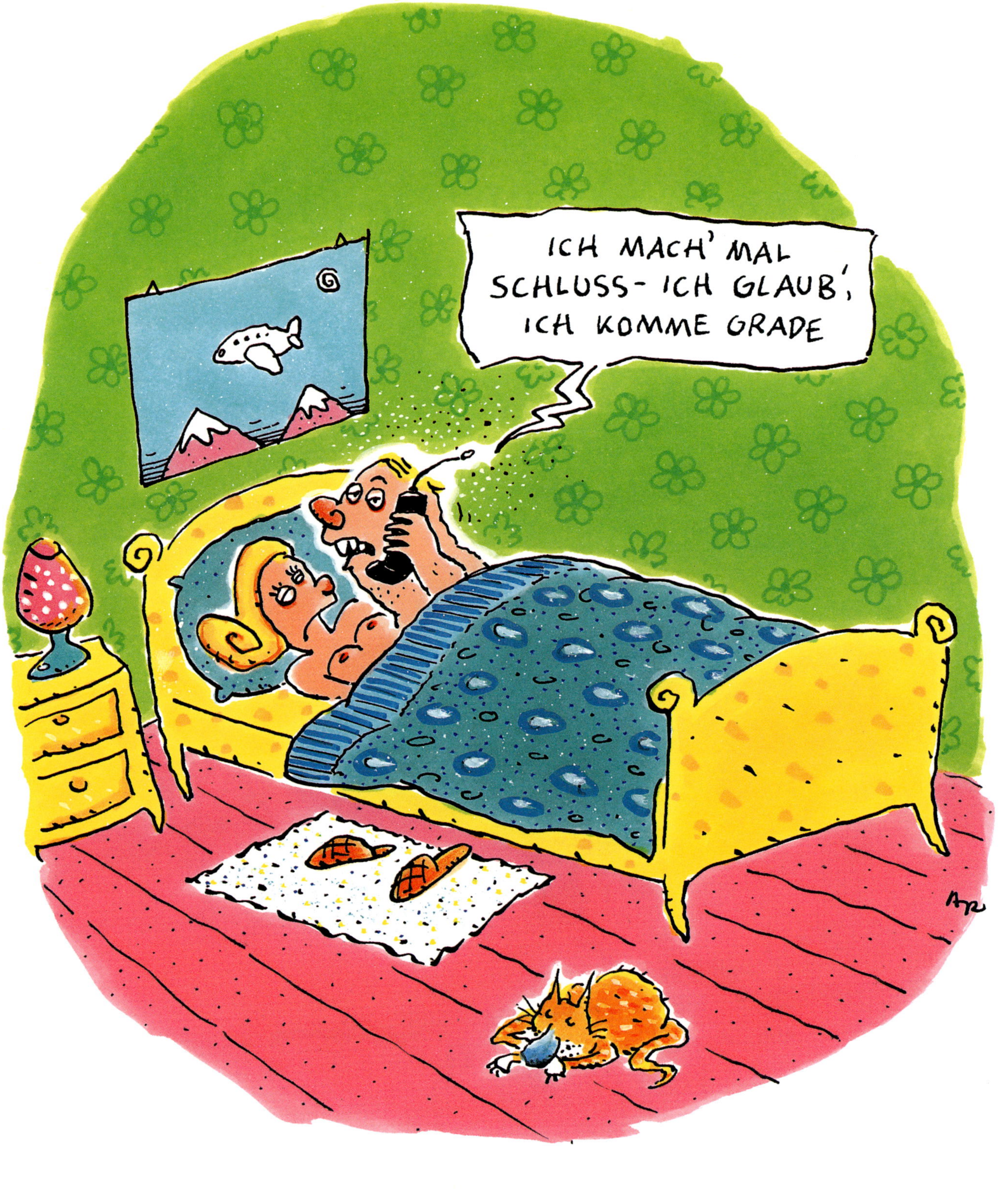
ICH MACH' MAL SCHLUSS- ICH GLAUB', ICH KOMME GRADE

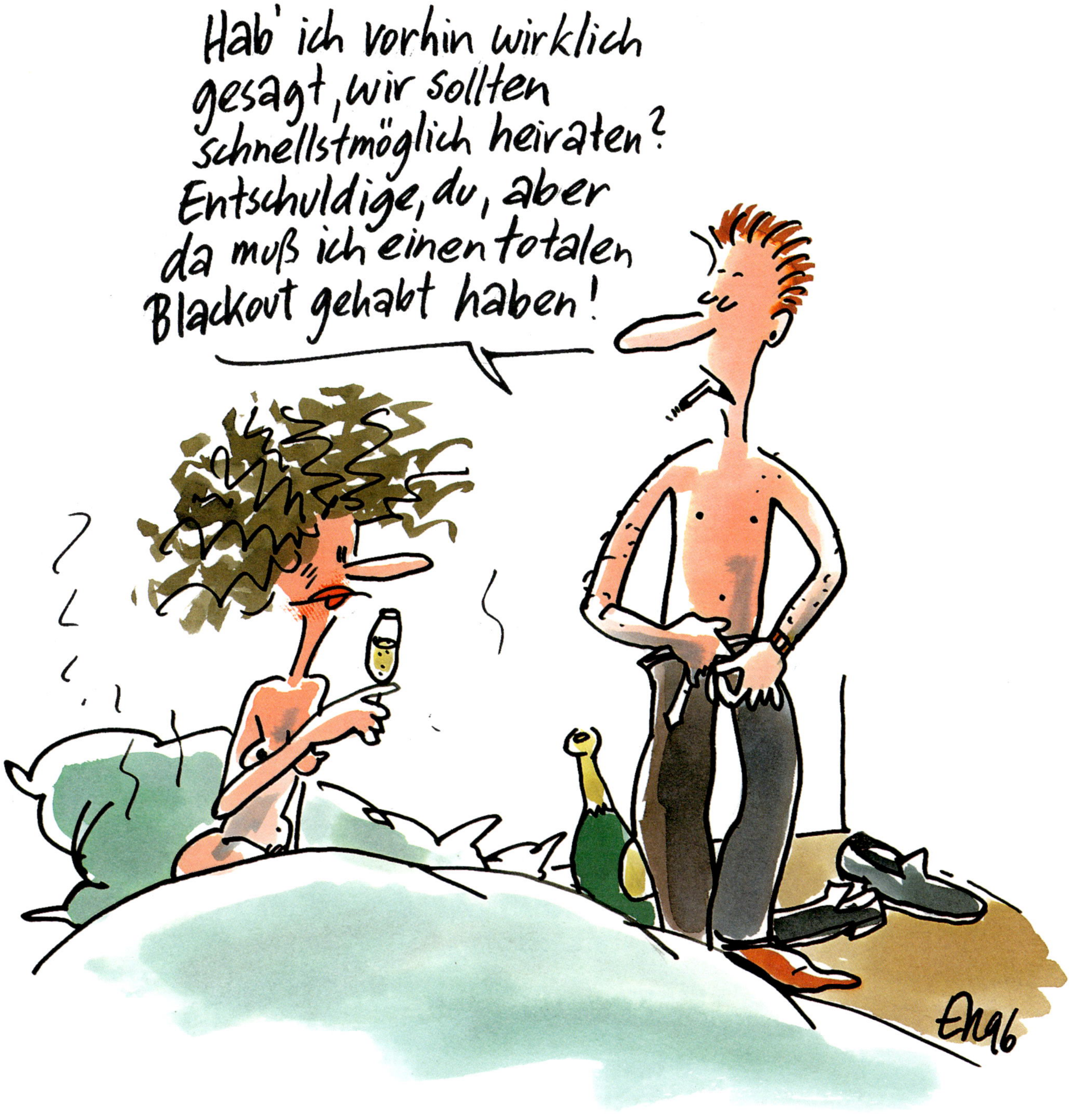
Hab' ich vorhin wirklich gesagt, wir sollten schnellstmöglich heiraten? Entschuldige, du, aber da muß ich einen totalen Blackout gehabt haben!
Ena96

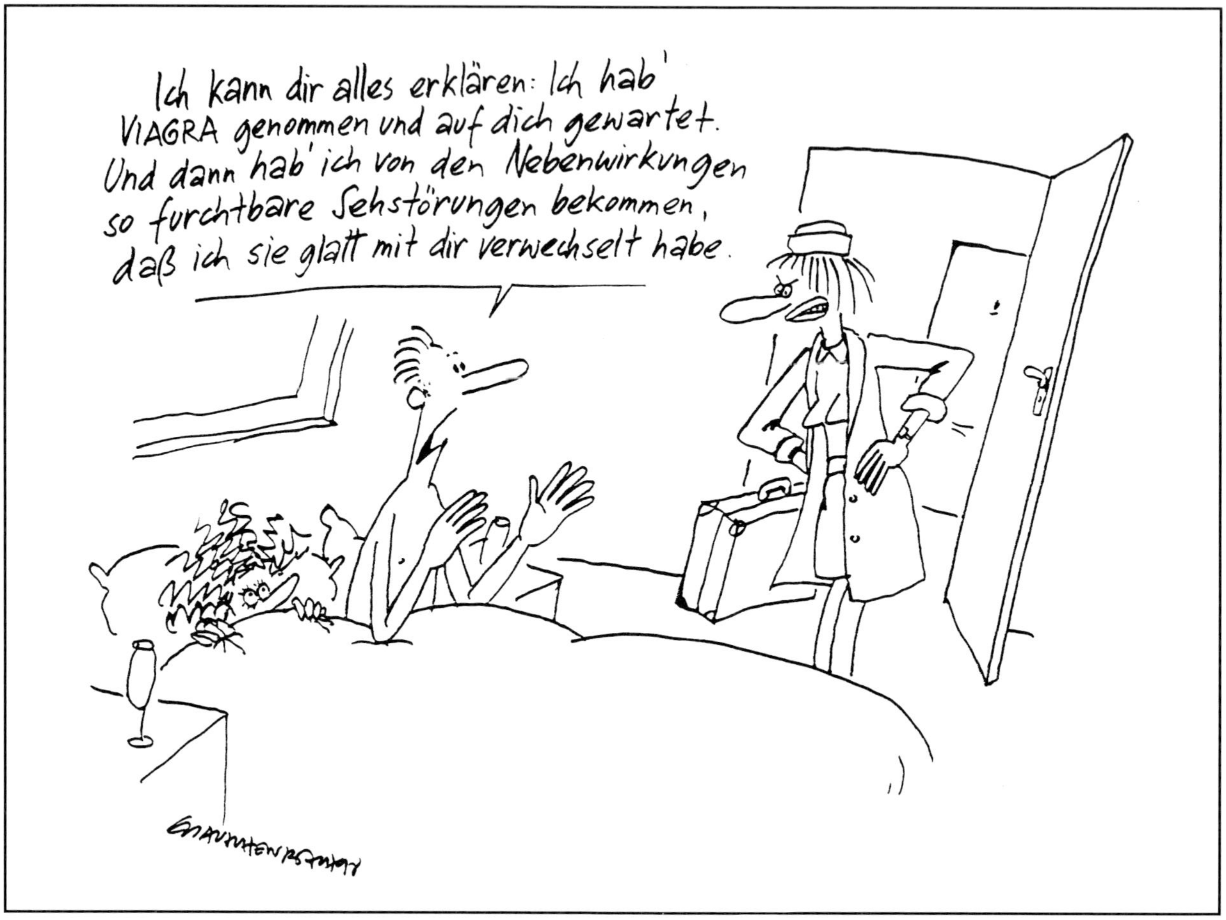
Ich kann dir alles erklären: Ich hab' VIAGRA genommen und auf dich gewartet. Und dann hab' ich von den Nebenwirkungen so furchtbare Sehstörungen bekommen, daß ich sie glatt mit dir verwechselt habe.

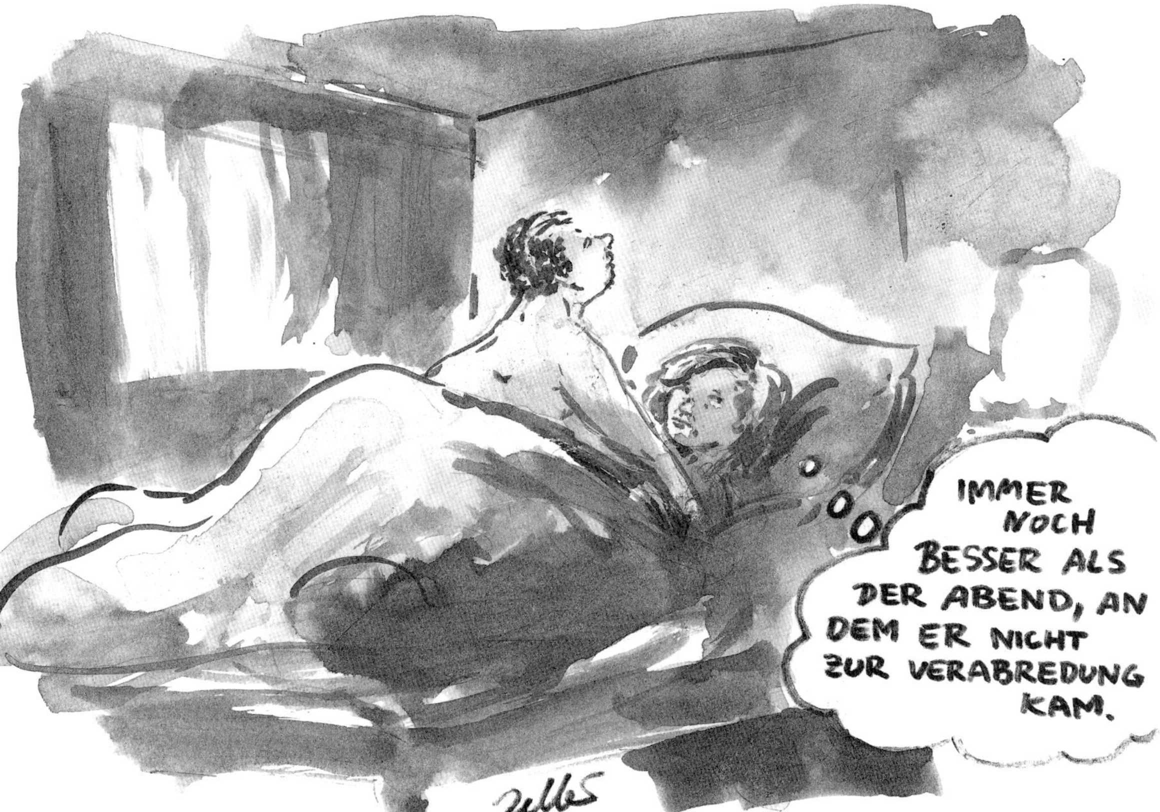
IMMER NOCH BESSER ALS DER ABEND, AN DEM ER NICHT ZUR VERABREDUNG KAM.

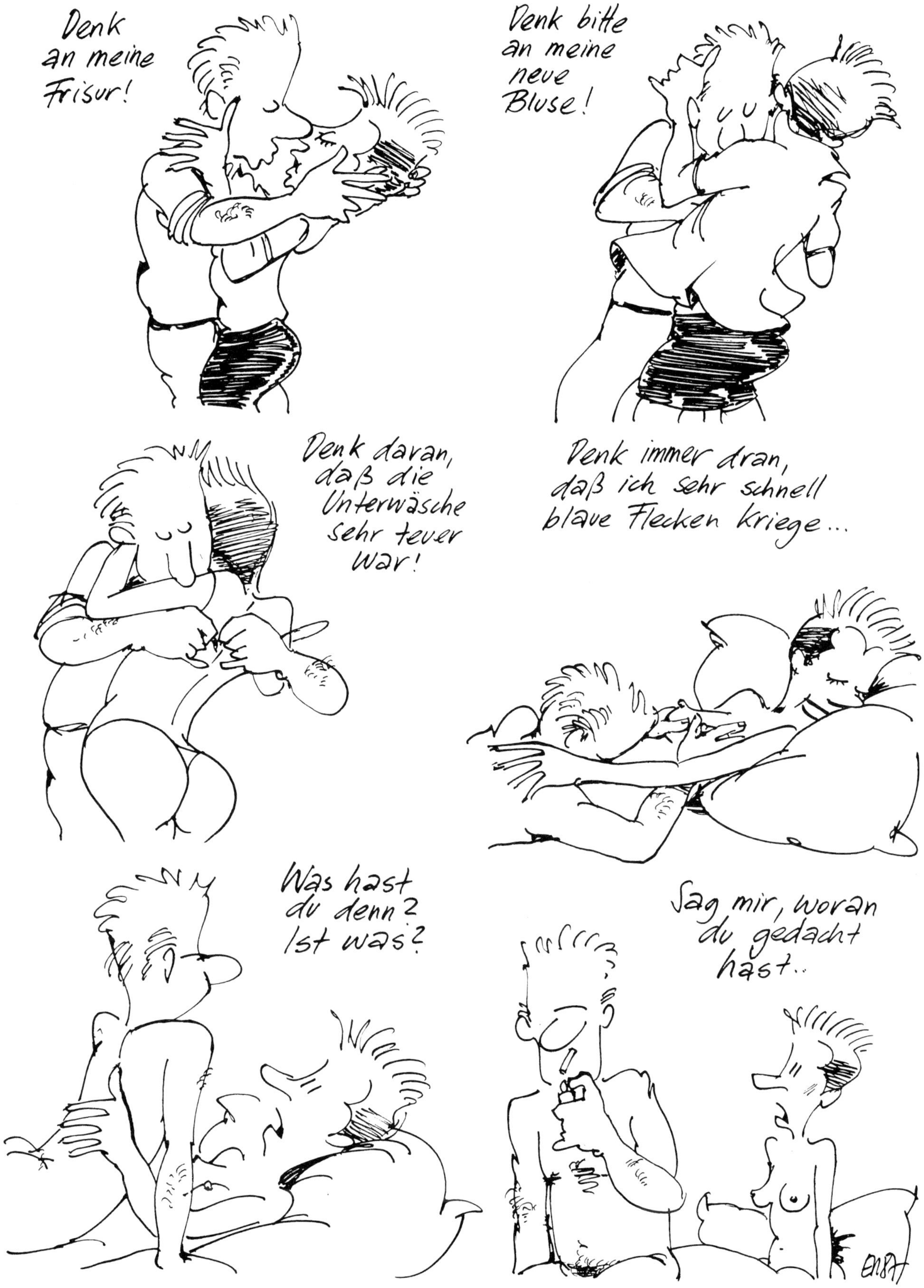
Denk an meine Frisur!
Denk bitte an meine neue Bluse!
Denk daran, daß die Unterwäsche sehr teuer war!
Denk immer dran, daß ich sehr schnell blaue Flecken kriege...
Was hast du denn? Ist was?
Sag mir, woran du gedacht hast..

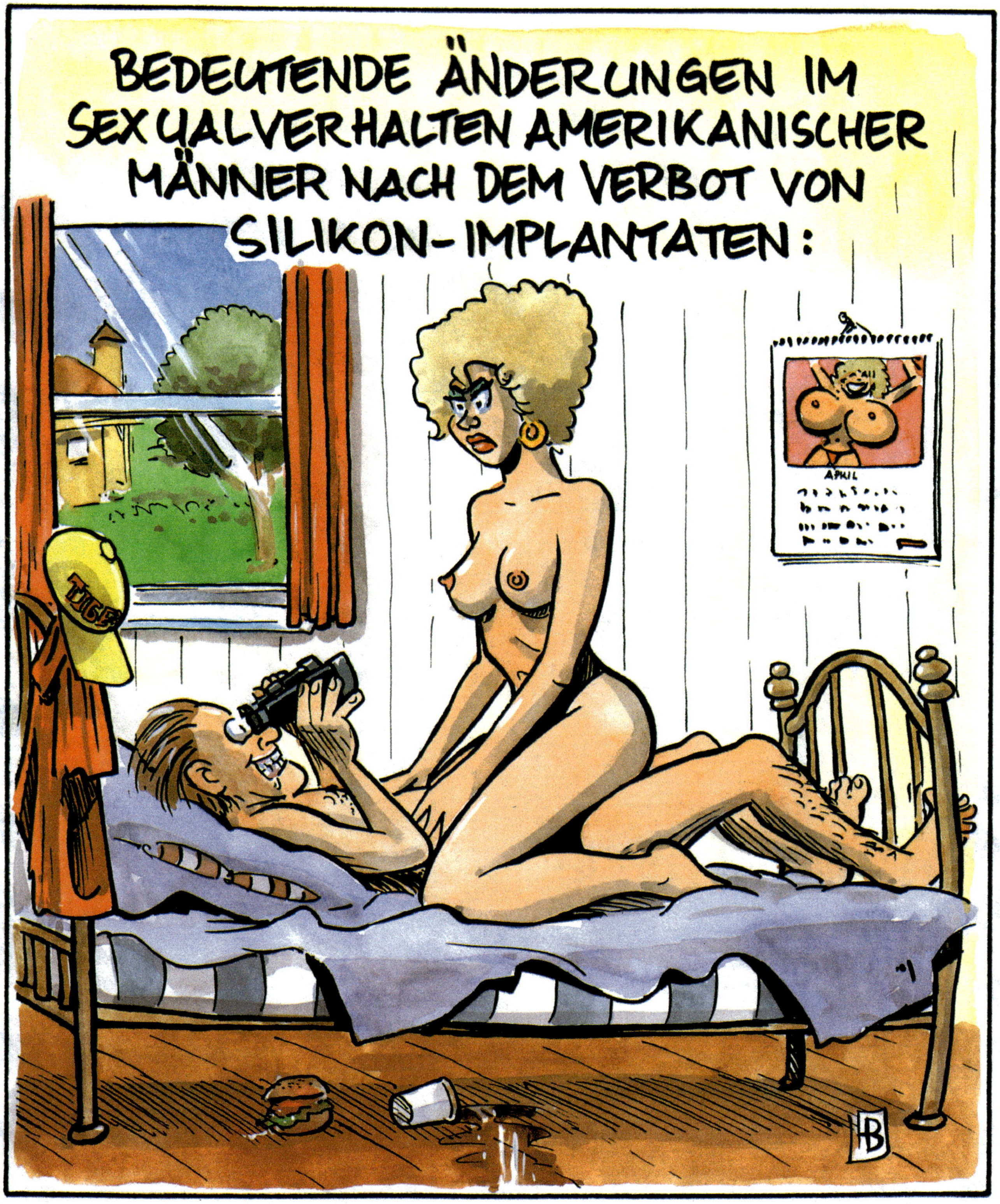
BEDEUTENDE ÄNDERUNGEN IM SEXUALVERHALTEN AMERIKANISCHER MÄNNER NACH DEM VERBOT VON SILIKON-IMPLANTATEN:
APRIL

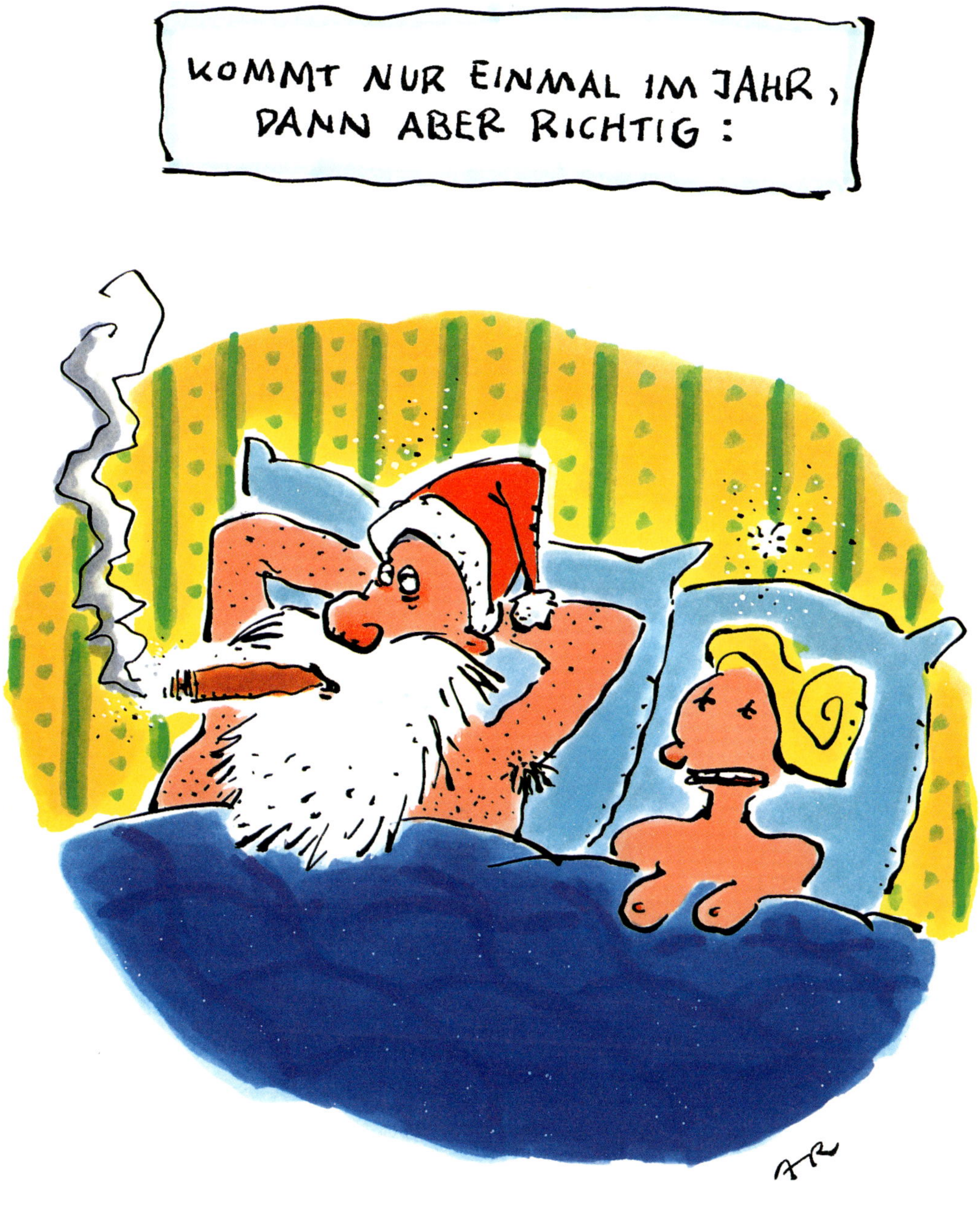
KOMMT NUR EINMAL IM JAHR,
DANN ABER RICHTIG:

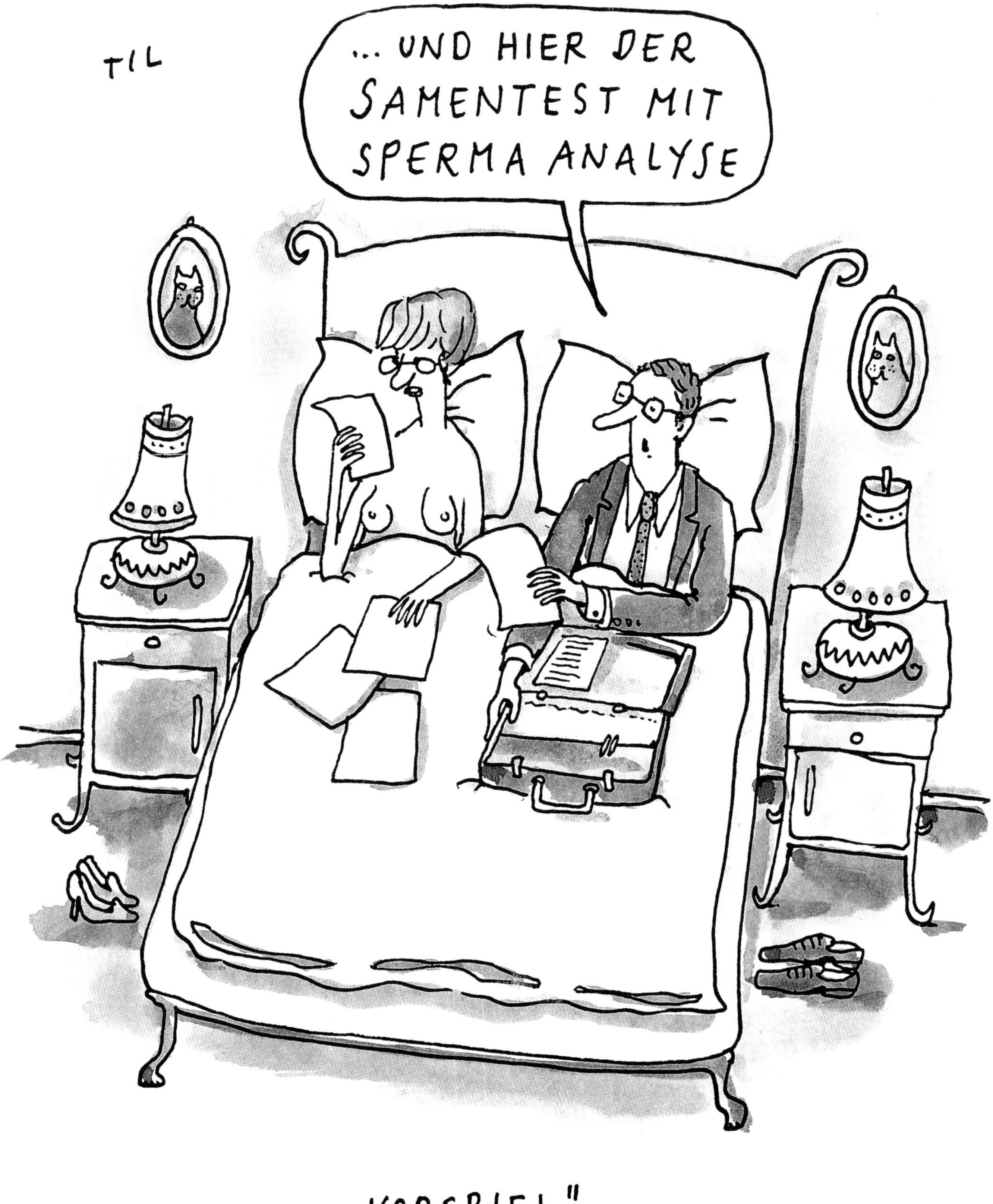

„VORSPIEL"

Im Bett mit einem Börsenmakler

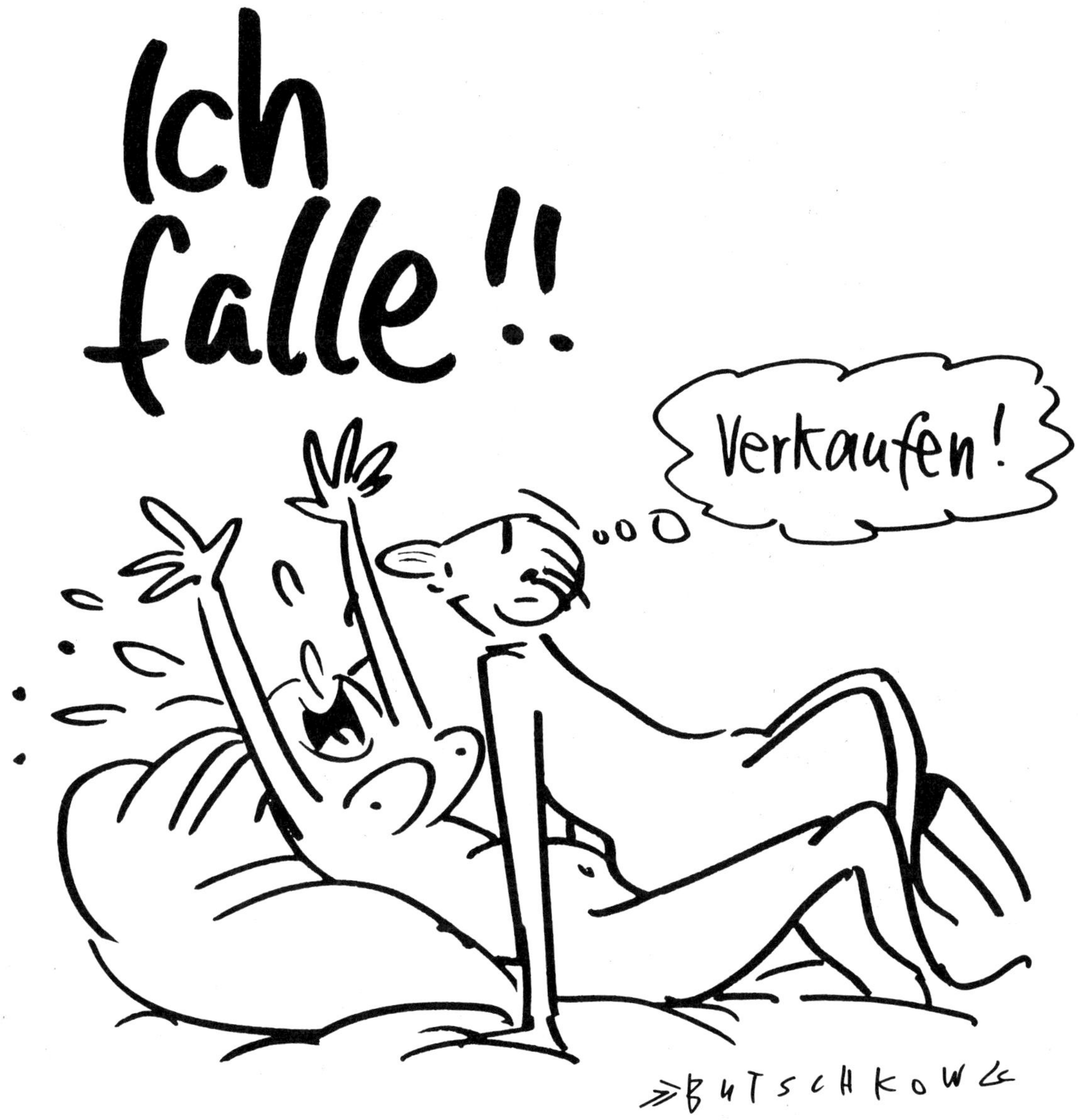

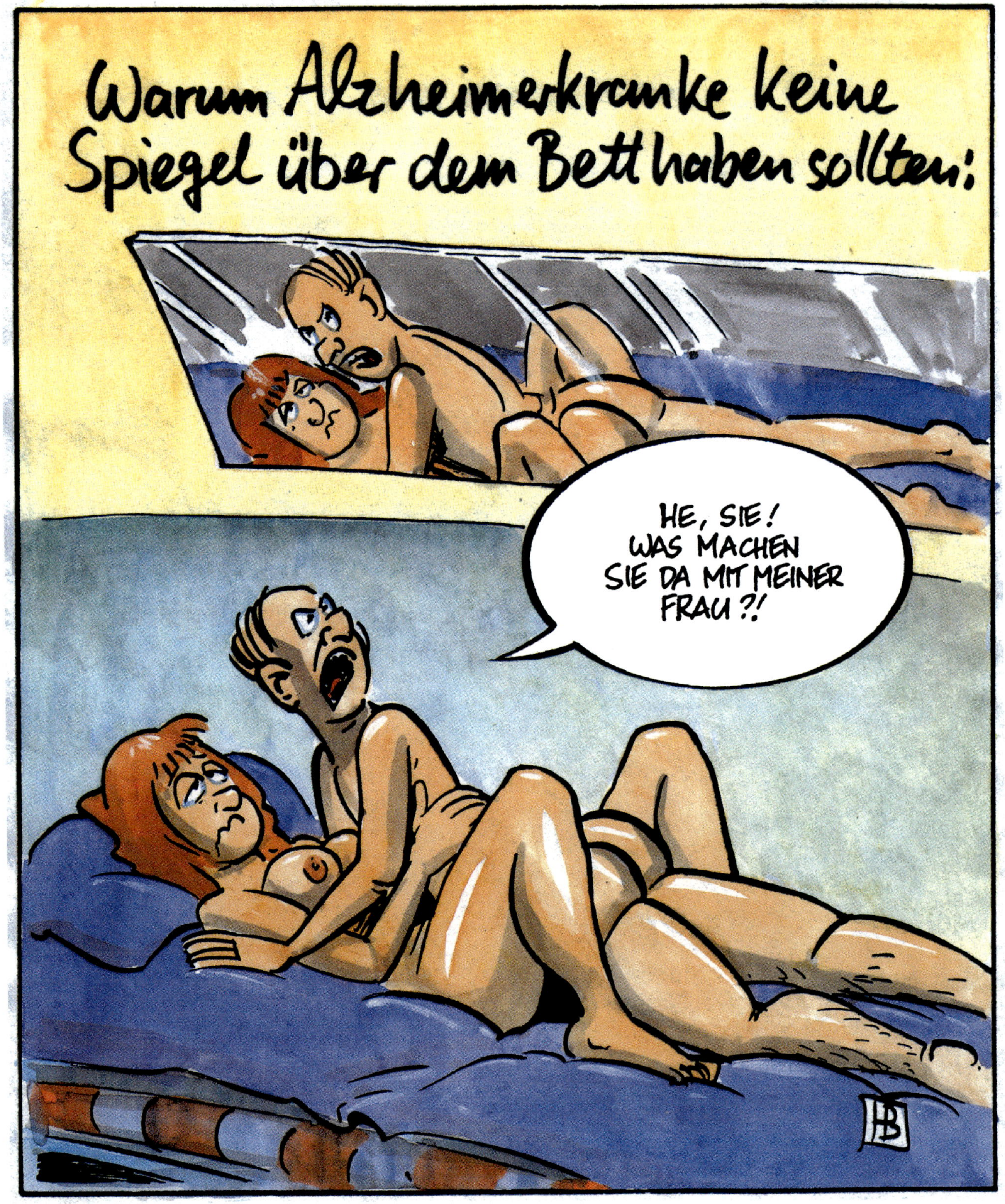
Warum Alzheimerkranke keine Spiegel über dem Bett haben sollten:
HE, SIE! WAS MACHEN SIE DA MIT MEINER FRAU ?!

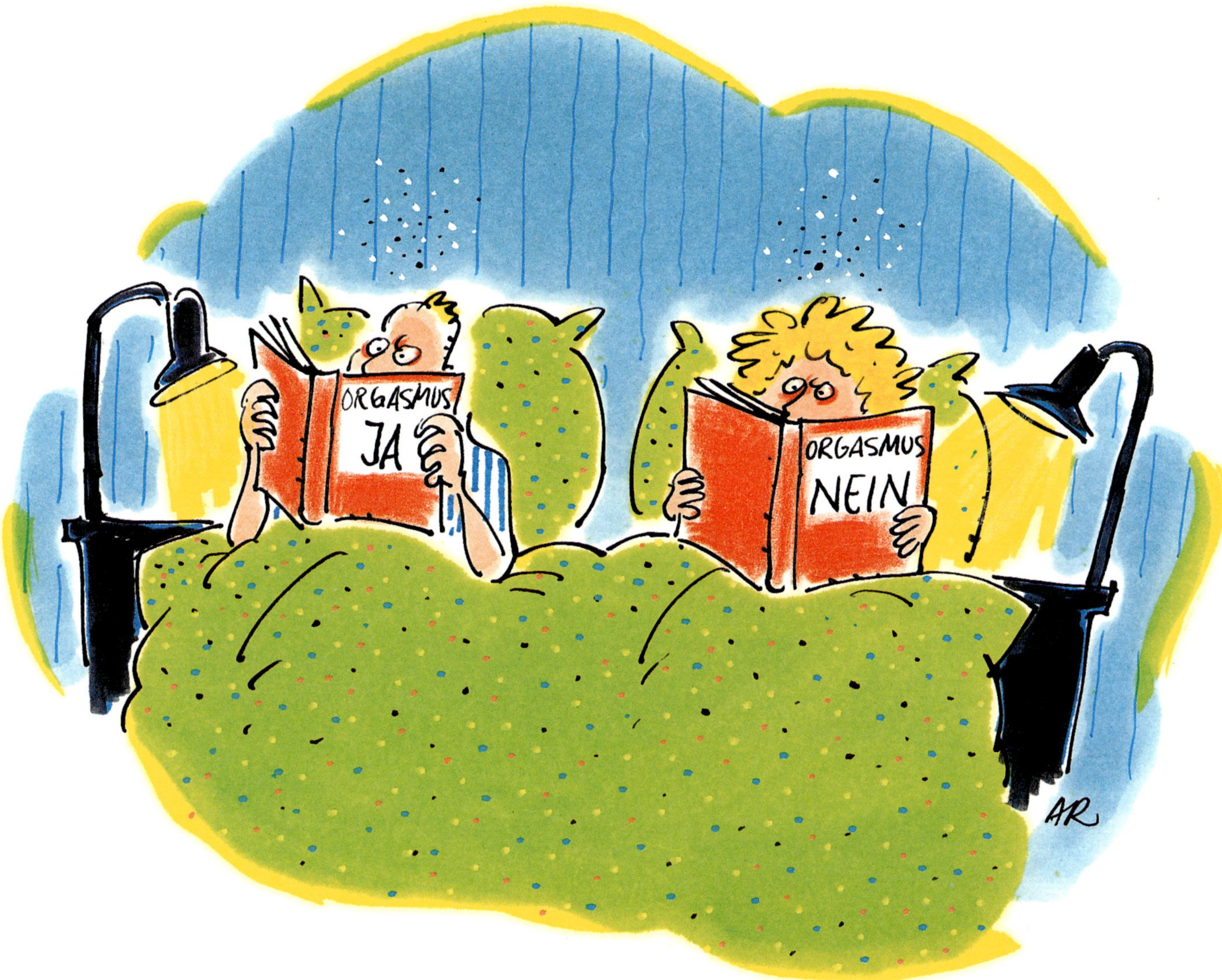
ORGASMUS
JA
ORGASMUS
NEIN
AR

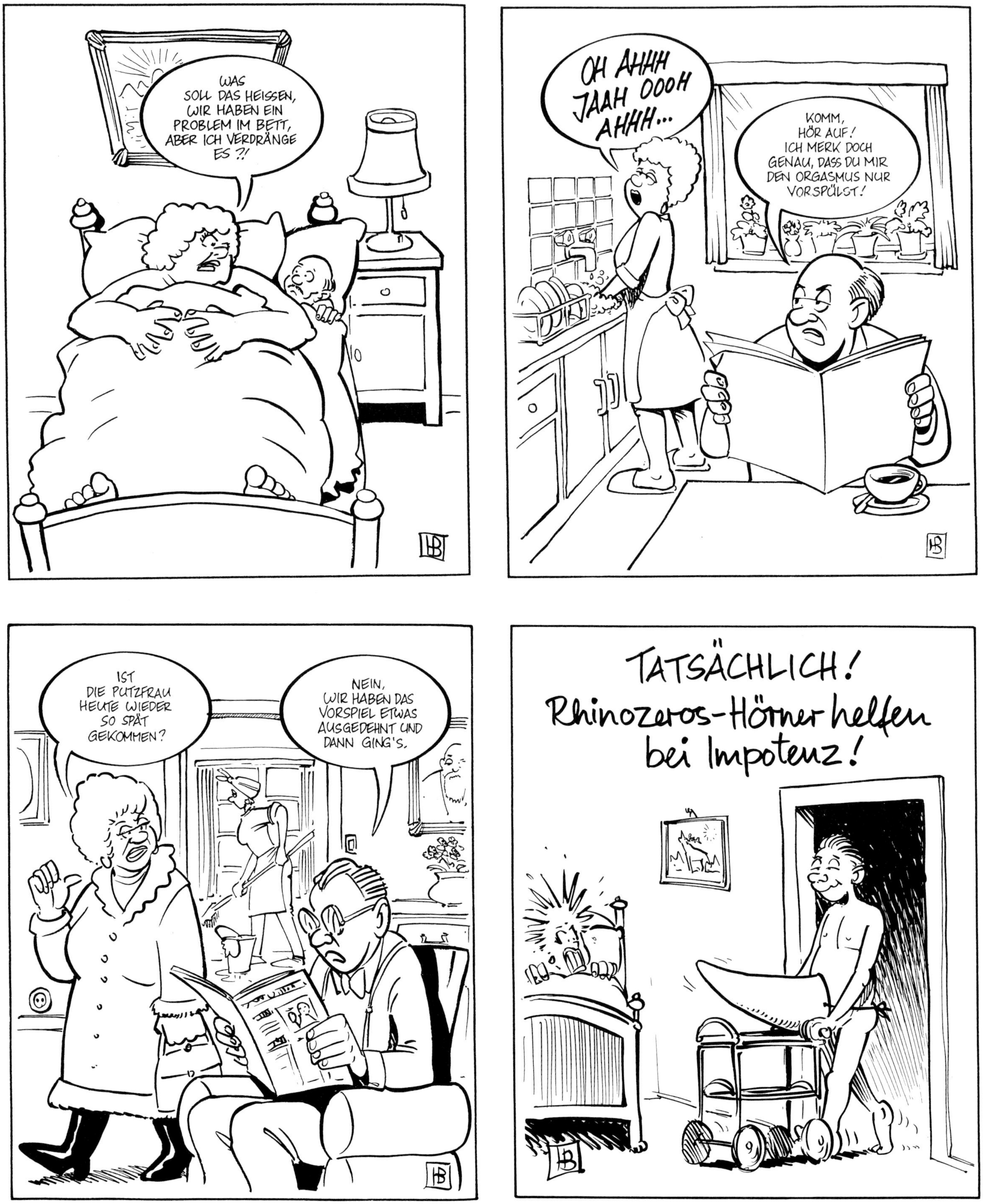
WAS SOLL DAS HEISSEN, WIR HABEN EIN PROBLEM IM BETT, ABER ICH VERDRÄNGE ES ?!
OH AHHH JAAH OOOH AHHH...
KOMM, HÖR AUF! ICH MERK DOCH GENAU, DASS DU MIR DEN ORGASMUS NUR VORSPÜLST!
IST DIE PUTZFRAU HEUTE WIEDER SO SPÄT GEKOMMEN?
NEIN, WIR HABEN DAS VORSPIEL ETWAS AUSGEDEHNT UND DANN GING'S.
TATSÄCHLICH!
Rhinozeros-Hörner helfen bei Impotenz!

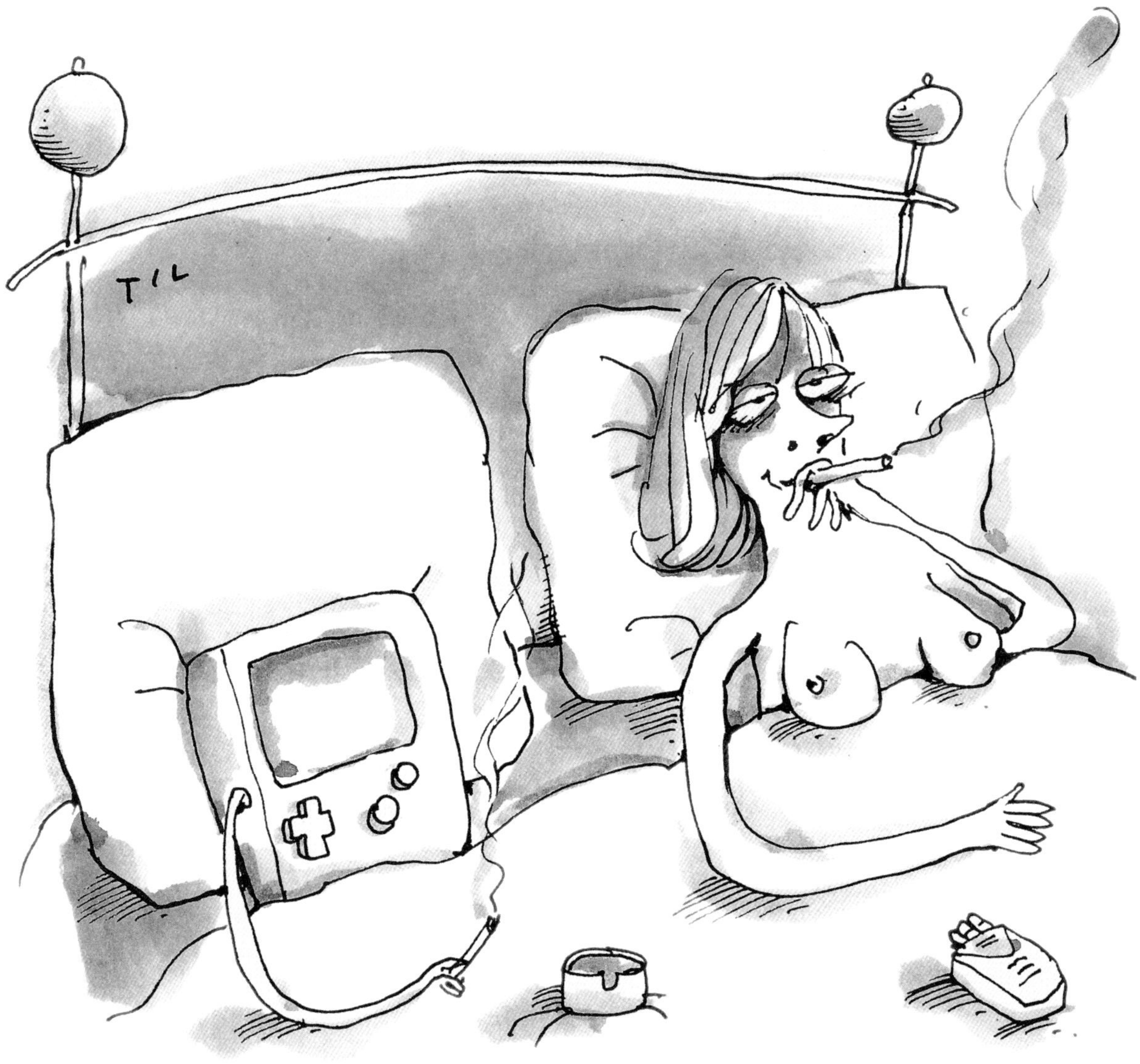

„GAMEBOY"
THE NEXT GENERATION

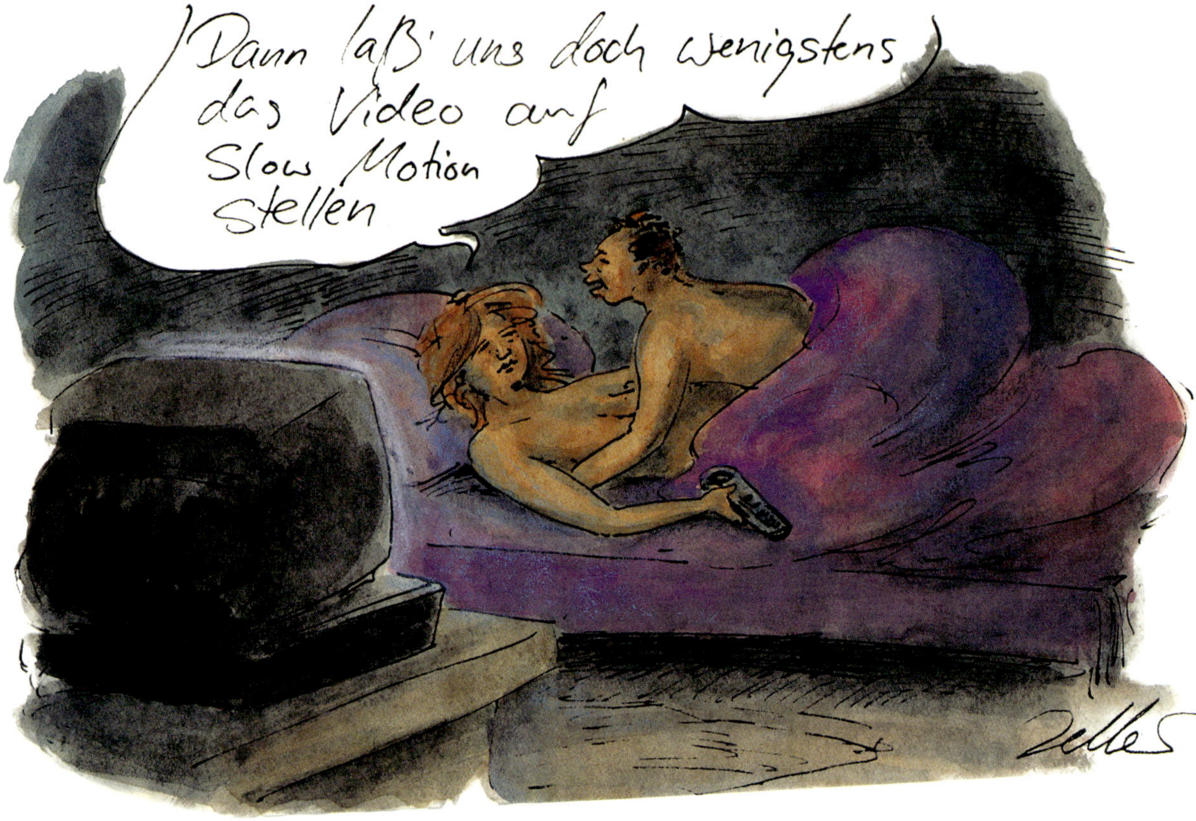
Dann laß' uns doch wenigstens das Video auf Slow Motion stellen
Zelle5

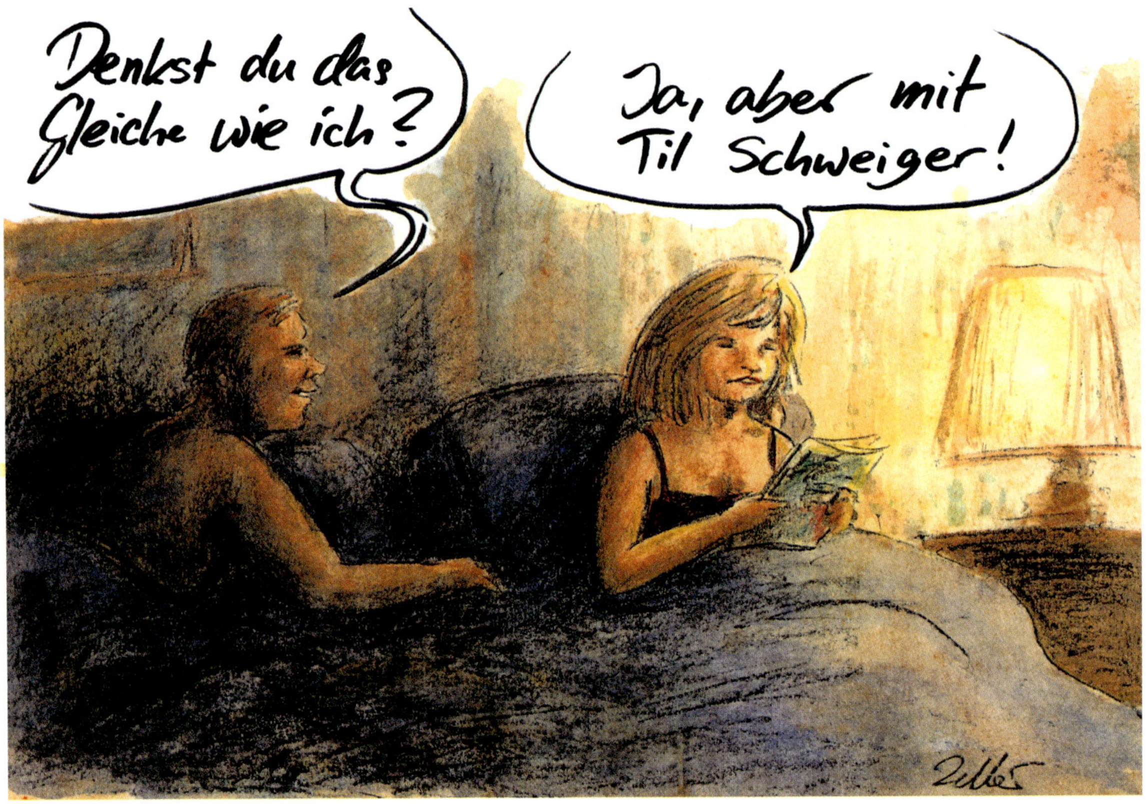
Denkst du das Gleiche wie ich?
Ja, aber mit Til Schweiger!
Zelle5

Im Bett mit einem Pädagogen

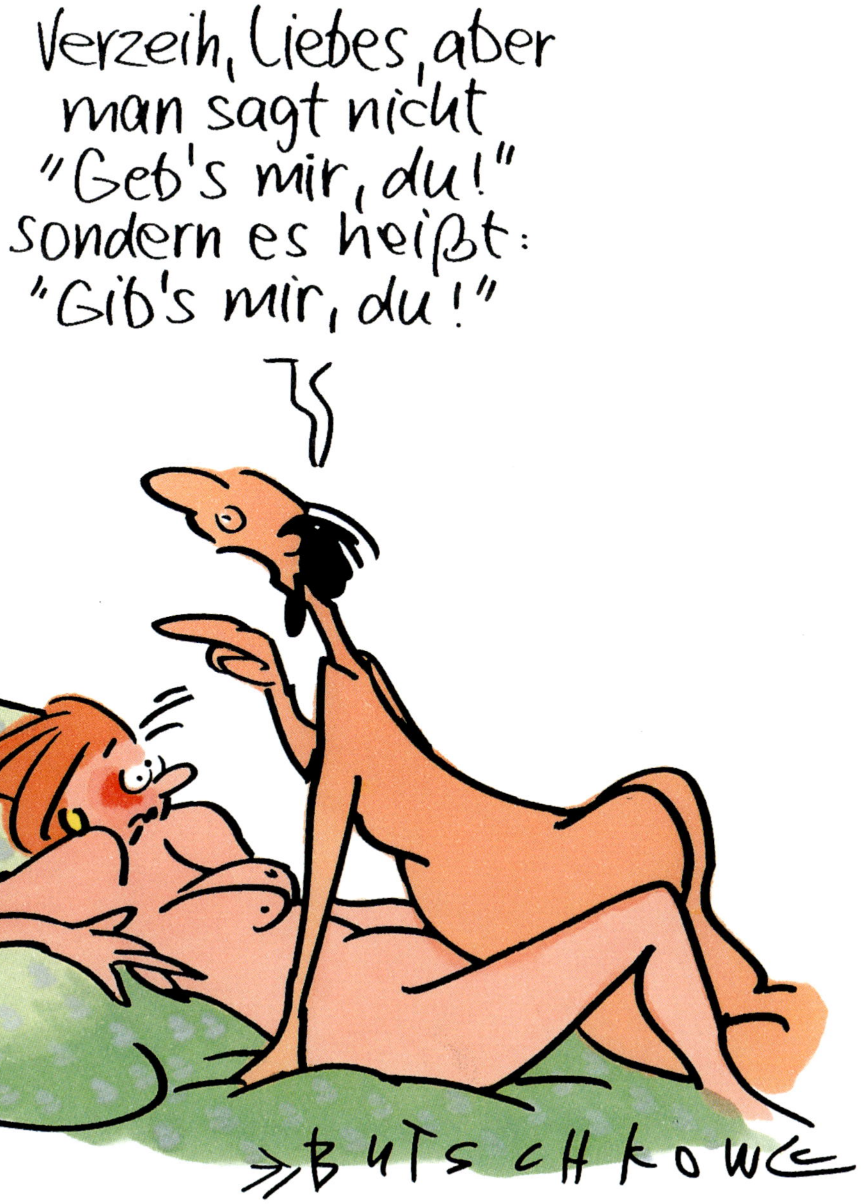
Verzeih, Liebes, aber
man sagt nicht
"Geb's mir, du!"
sondern es heißt:
"Gib's mir, du!"
BUTSCHKOW

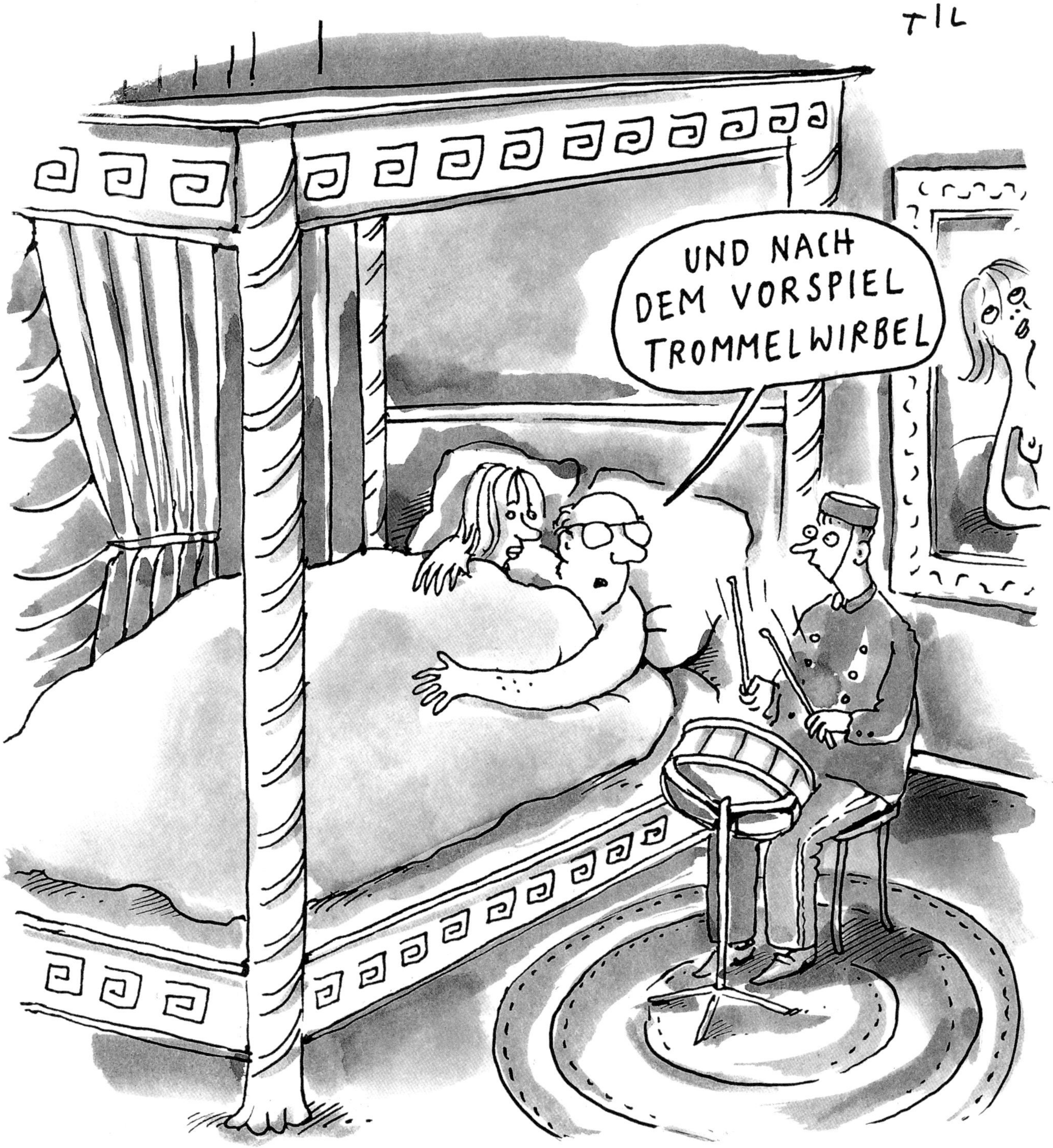

HOTEL D'AMOUR

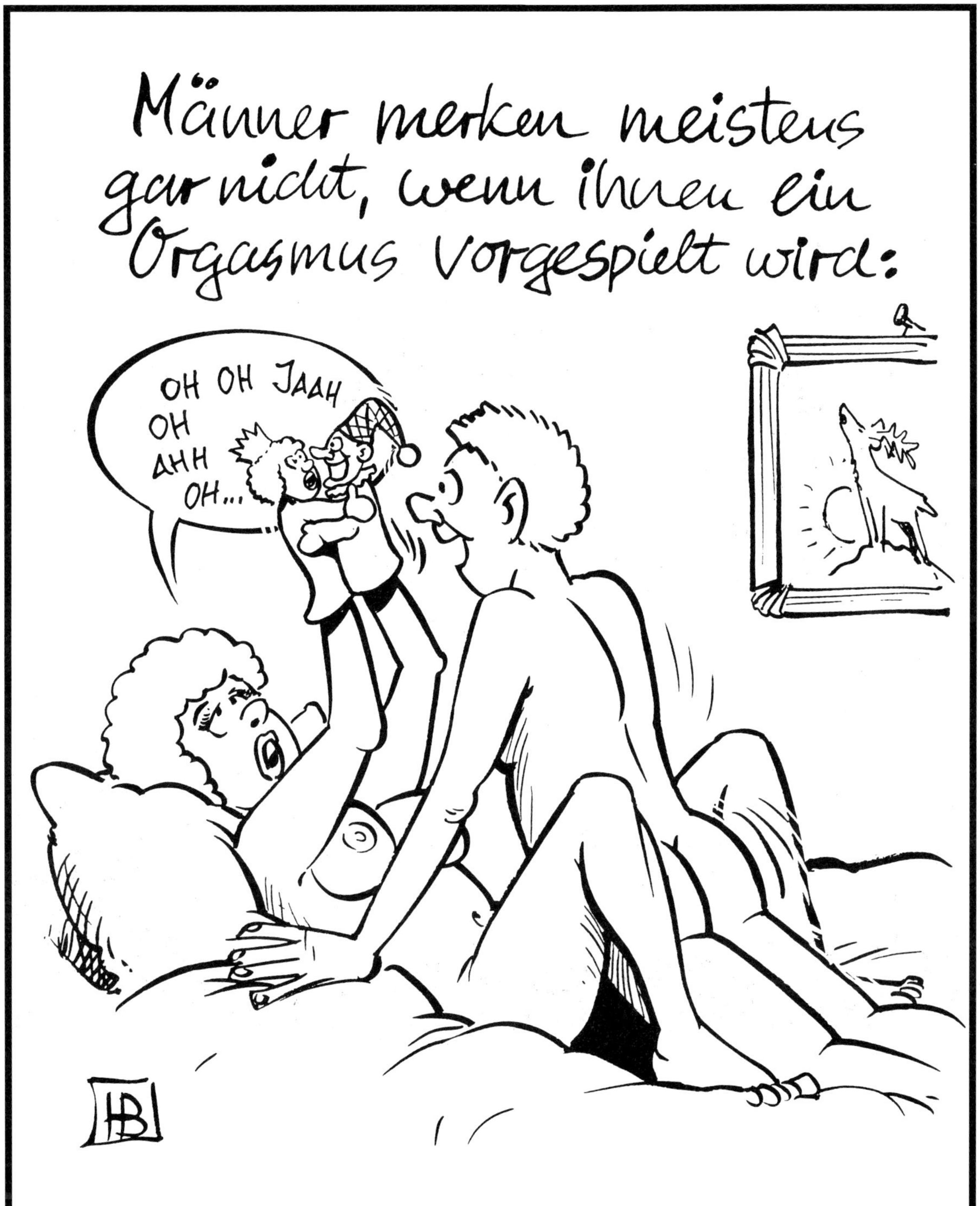
Männer merken meistens gar nicht, wenn ihnen ein Orgasmus vorgespielt wird:
OH OH JAAH OH AHH OH...

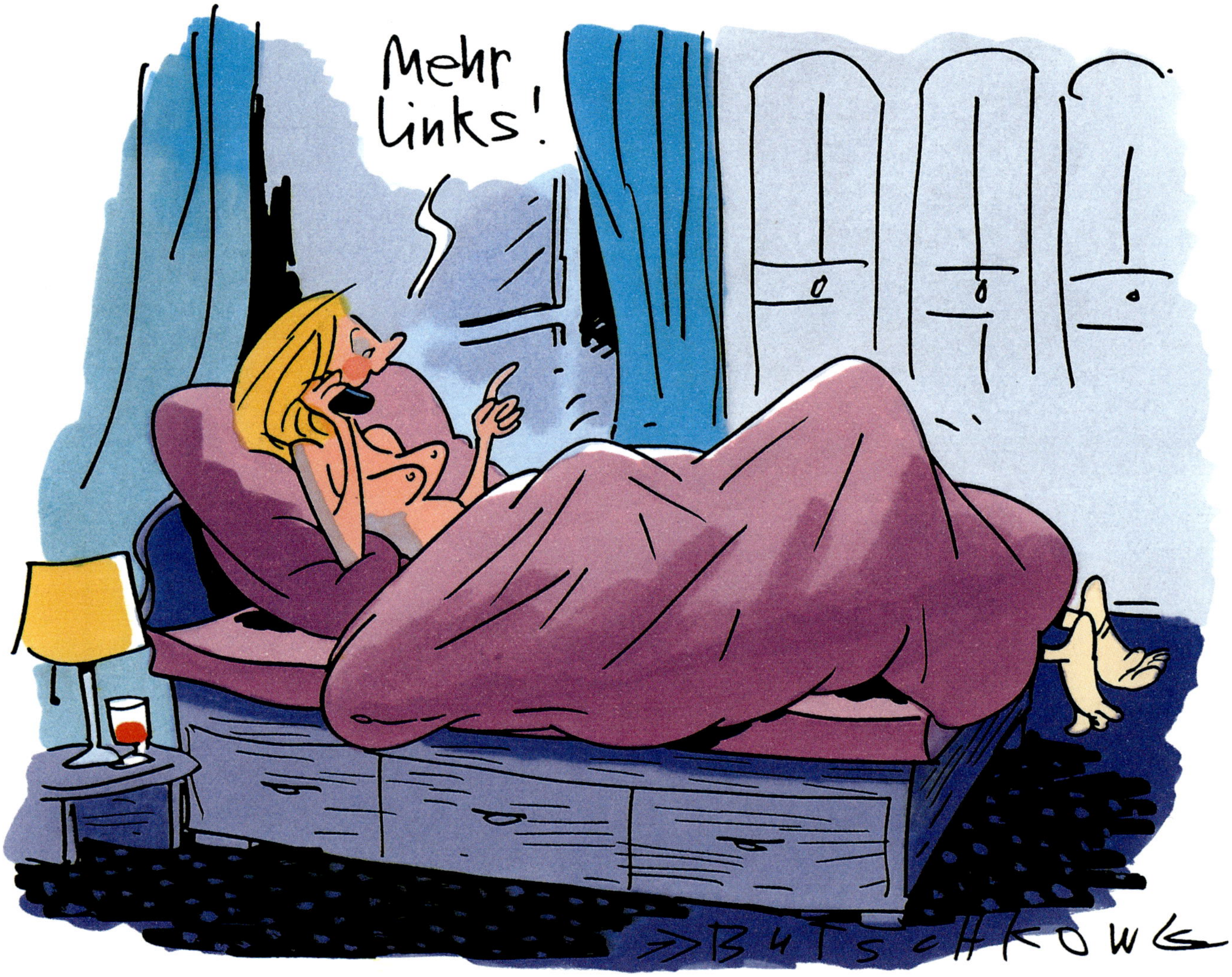
Mehr links!
BUTSCHKOW

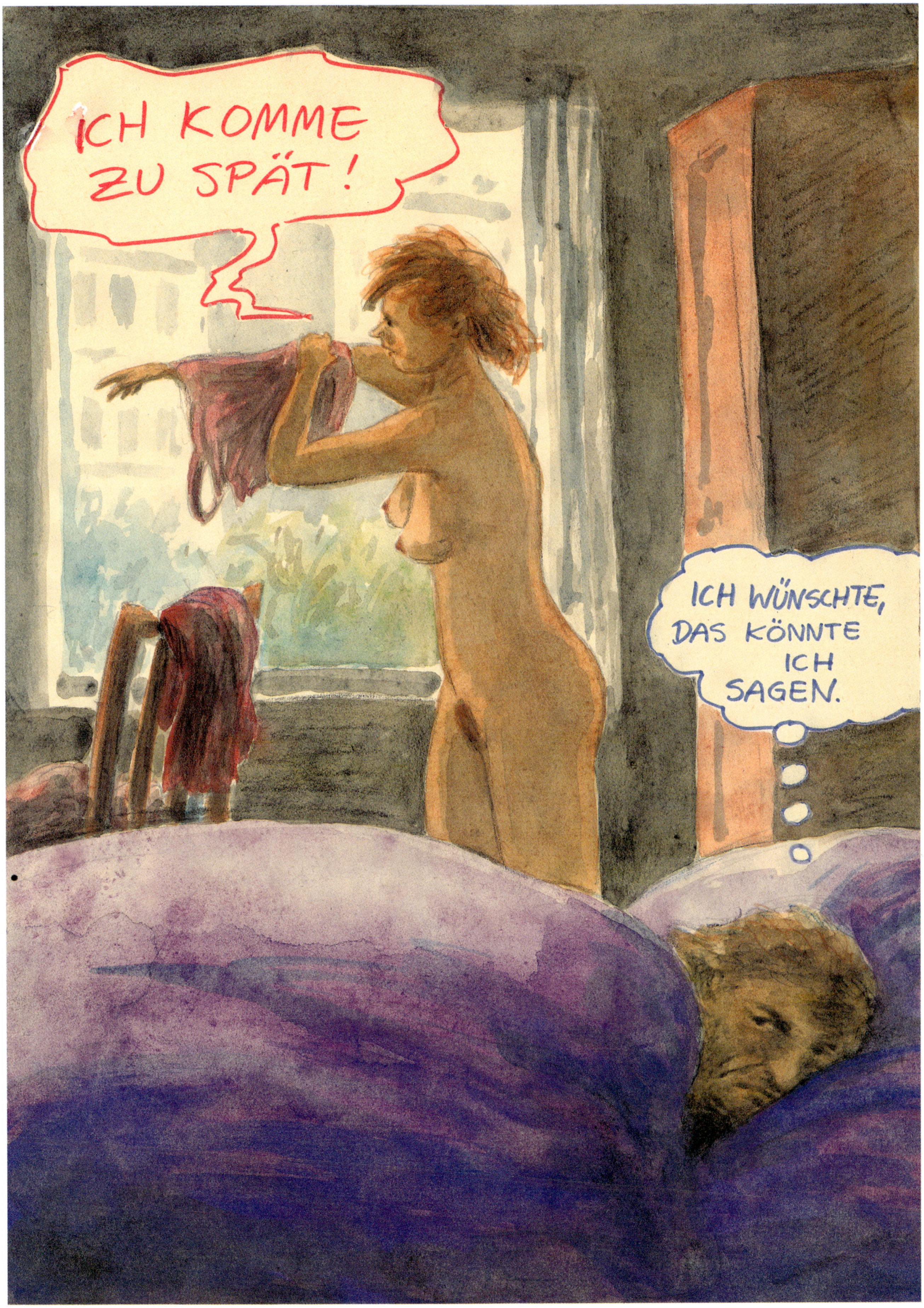
ICH KOMME ZU SPÄT!
ICH WÜNSCHTE, DAS KÖNNTE ICH SAGEN.

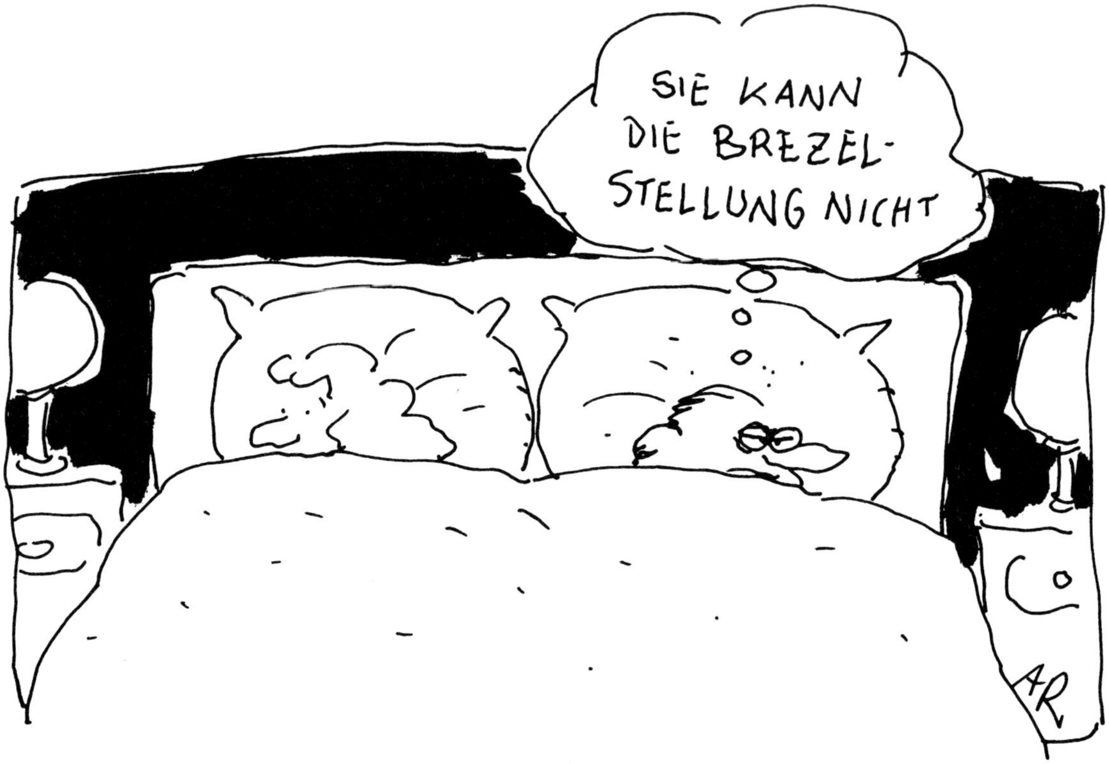
SIE KANN DIE BREZEL-STELLUNG NICHT
AR

NUR EINE VON VIELEN EHEN IN DER KRISE!

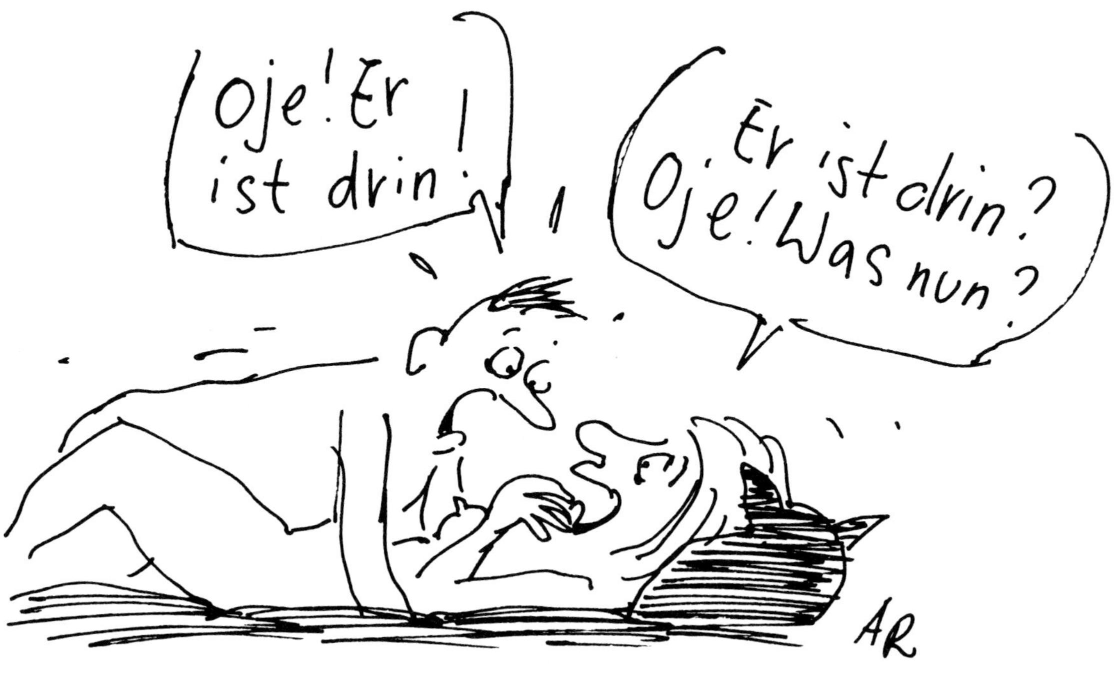
Oje! Er ist drin!
Er ist drin? Oje! Was nun?
AR

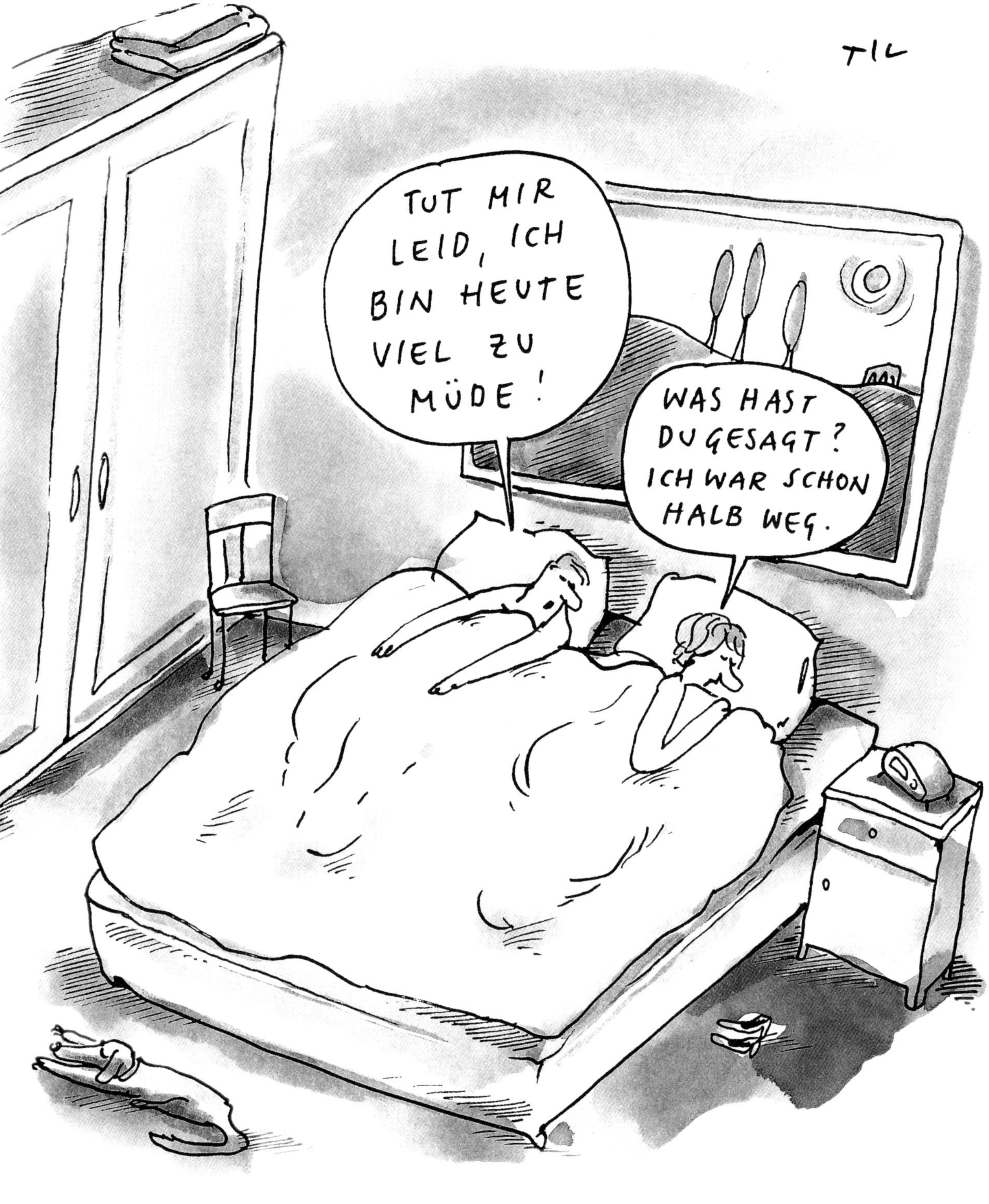
TIL
TUT MIR LEID, ICH BIN HEUTE VIEL ZU MÜDE!
WAS HAST DU GESAGT? ICH WAR SCHON HALB WEG.

SAFE SEX AB VIERZIG

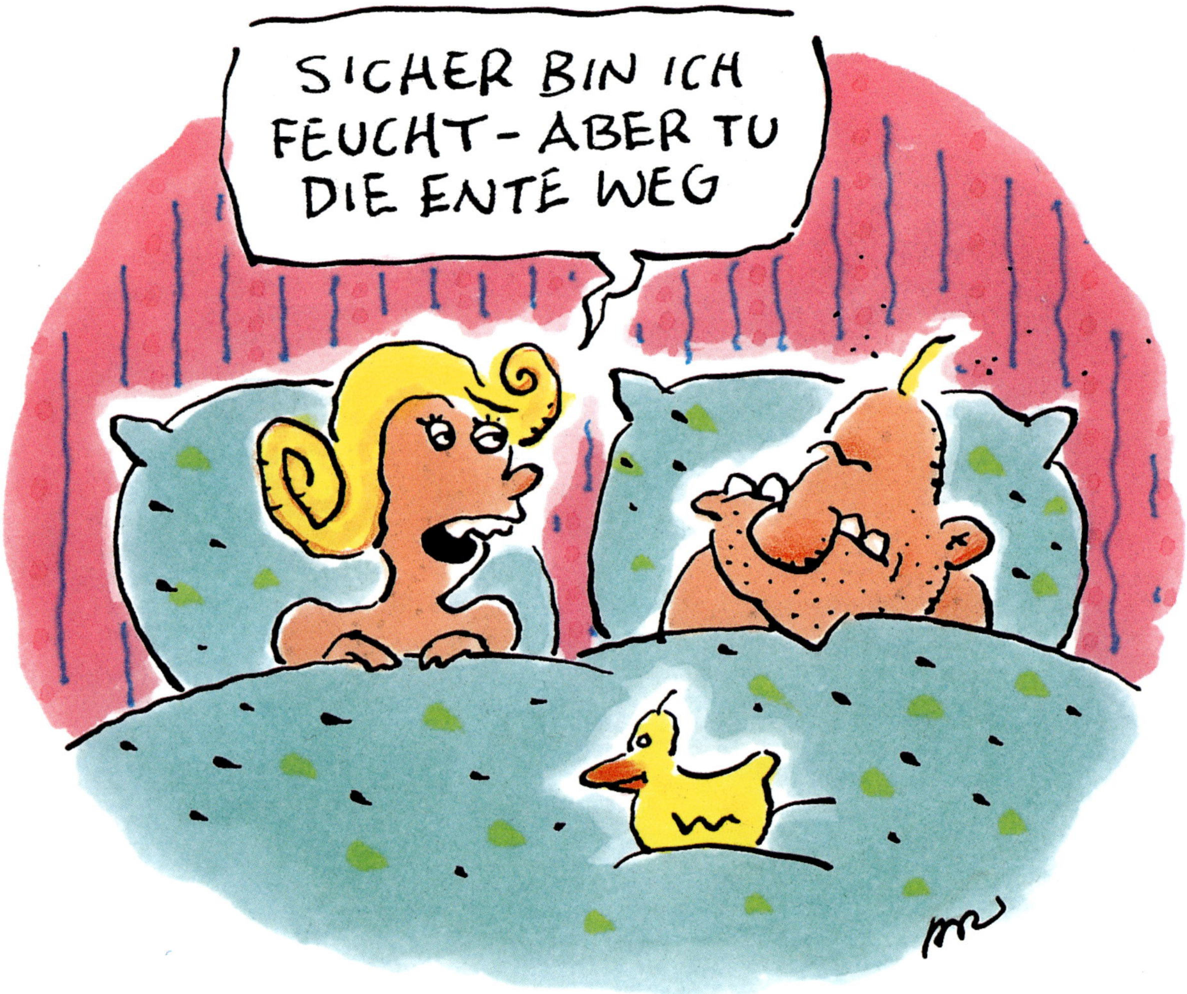
SICHER BIN ICH FEUCHT - ABER TU DIE ENTE WEG

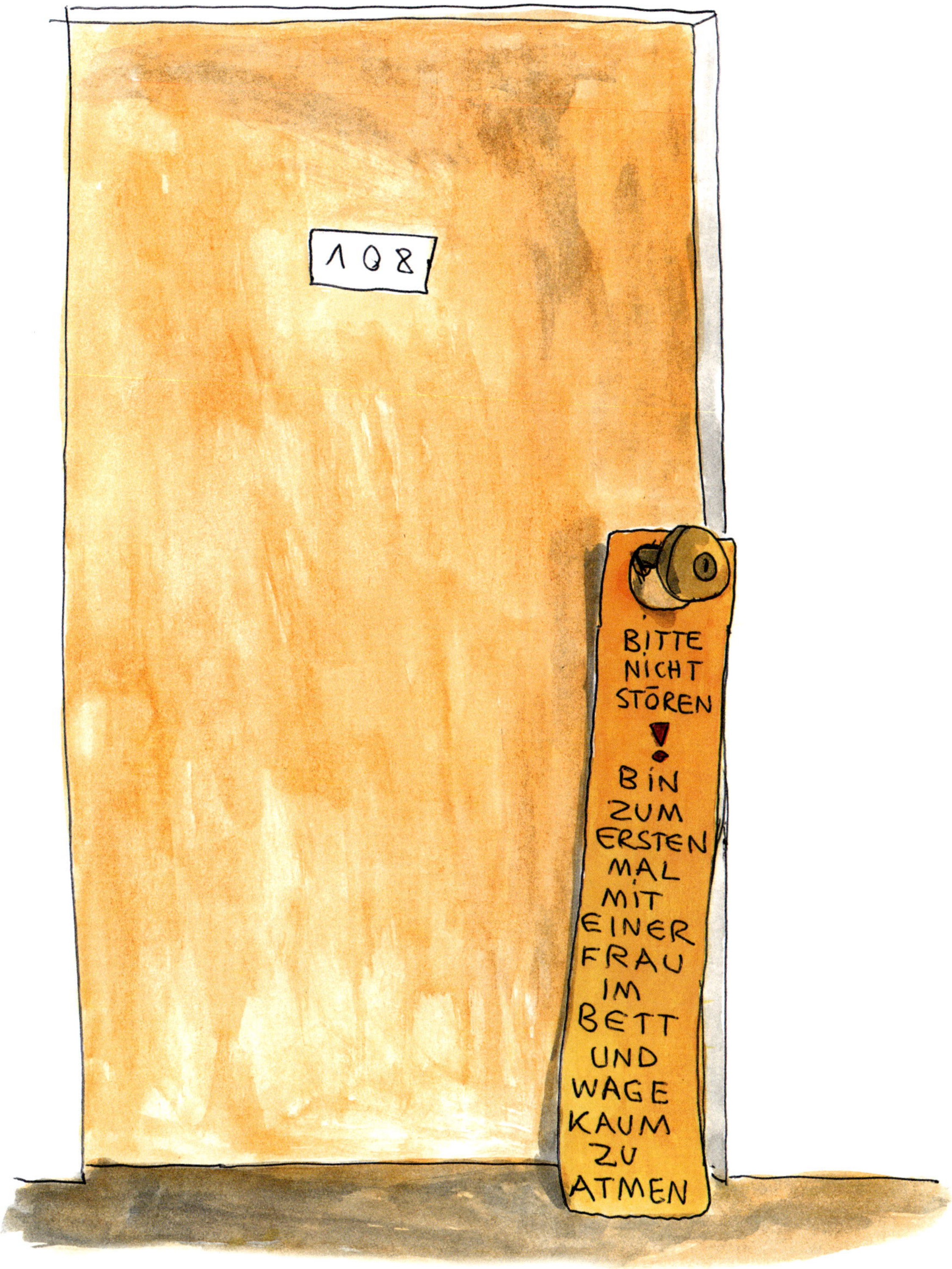
108
BITTE NICHT STÖREN!
BIN ZUM ERSTEN MAL MIT EINER FRAU IM BETT UND WAGE KAUM ZU ATMEN

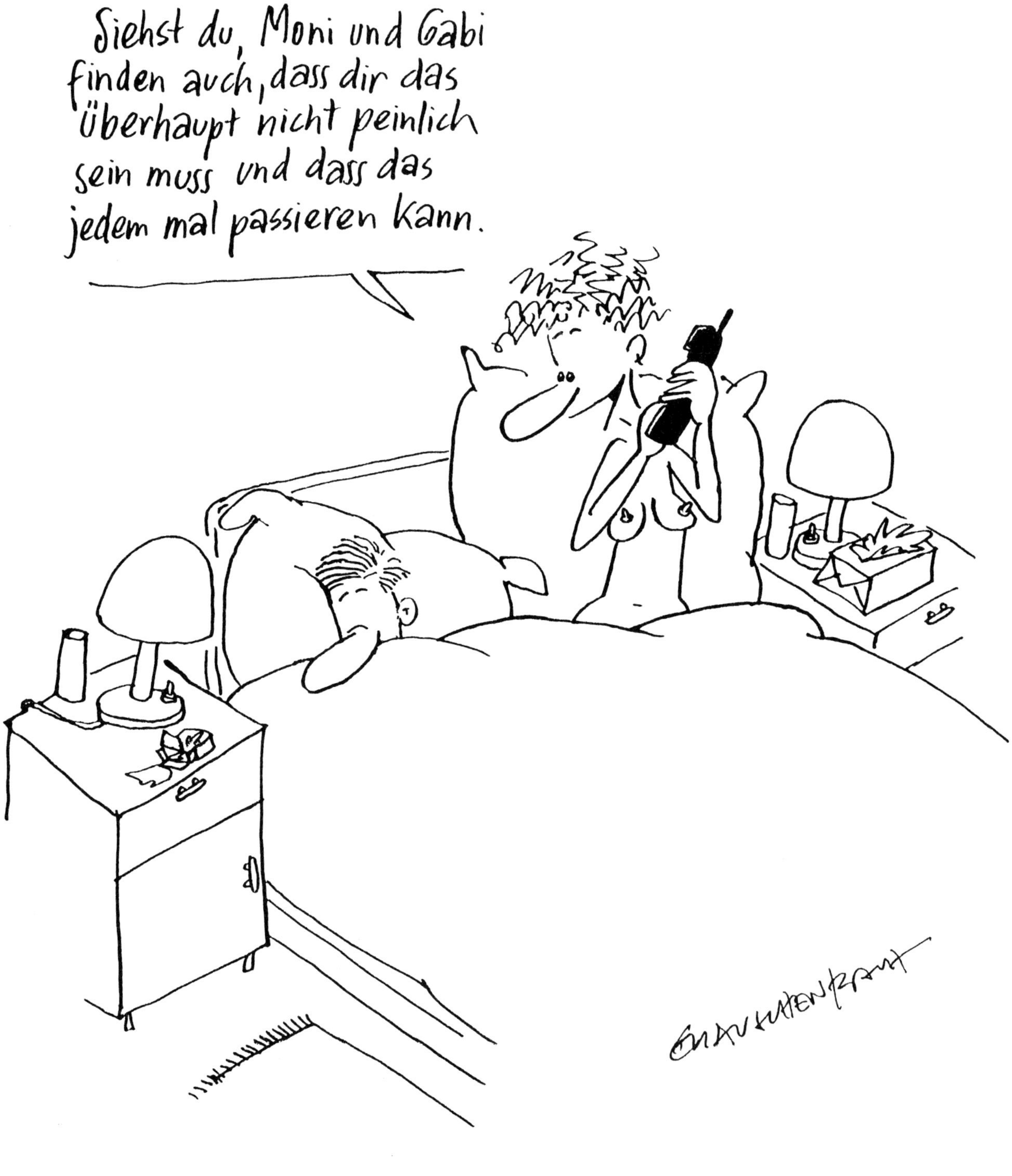
Siehst du, Moni und Gabi finden auch, dass dir das überhaupt nicht peinlich sein muss und dass das jedem mal passieren kann.

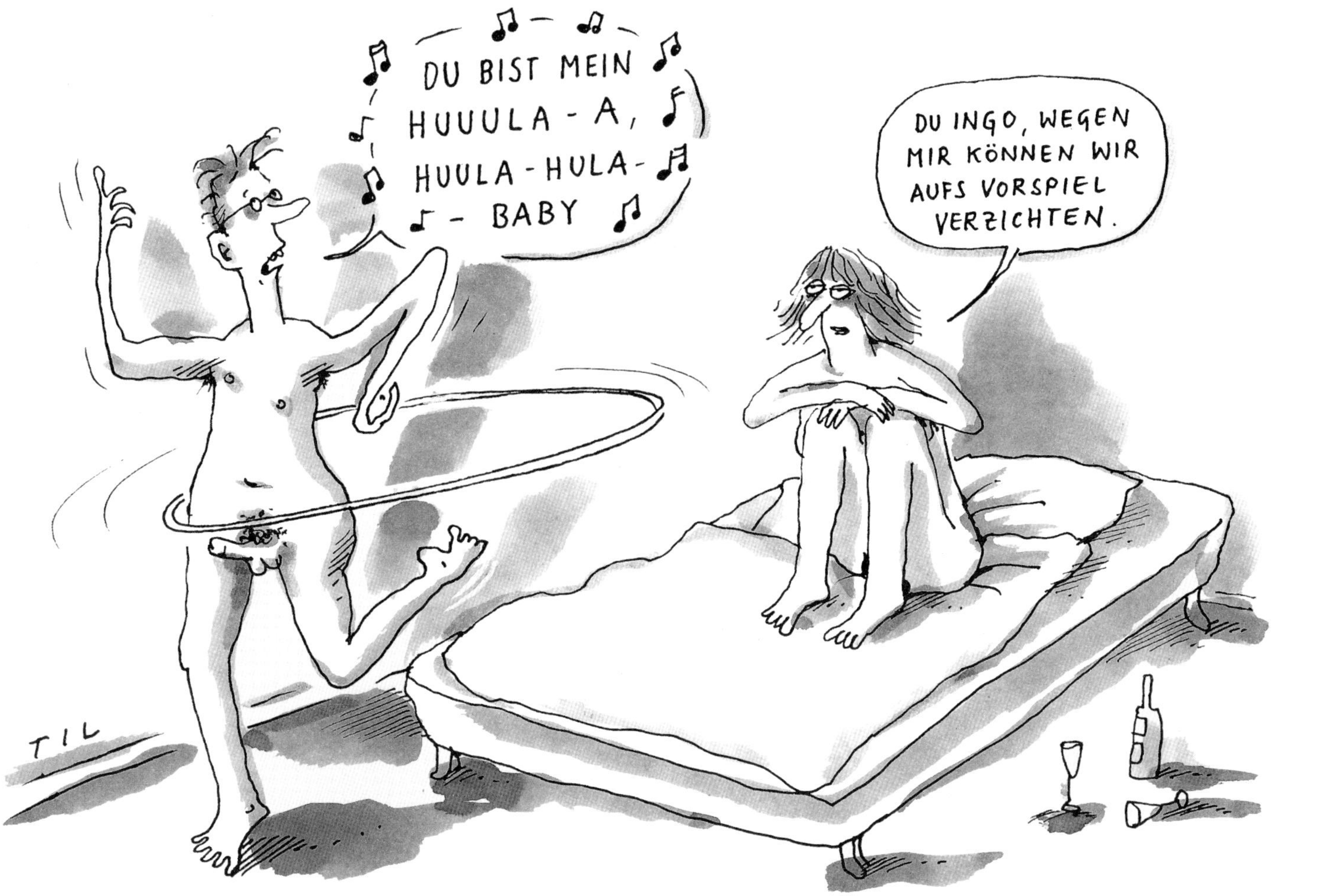
DU BIST MEIN HUUULA - A, HUULA - HULA - - BABY
DU INGO, WEGEN MIR KÖNNEN WIR AUFS VORSPIEL VERZICHTEN.
TIL

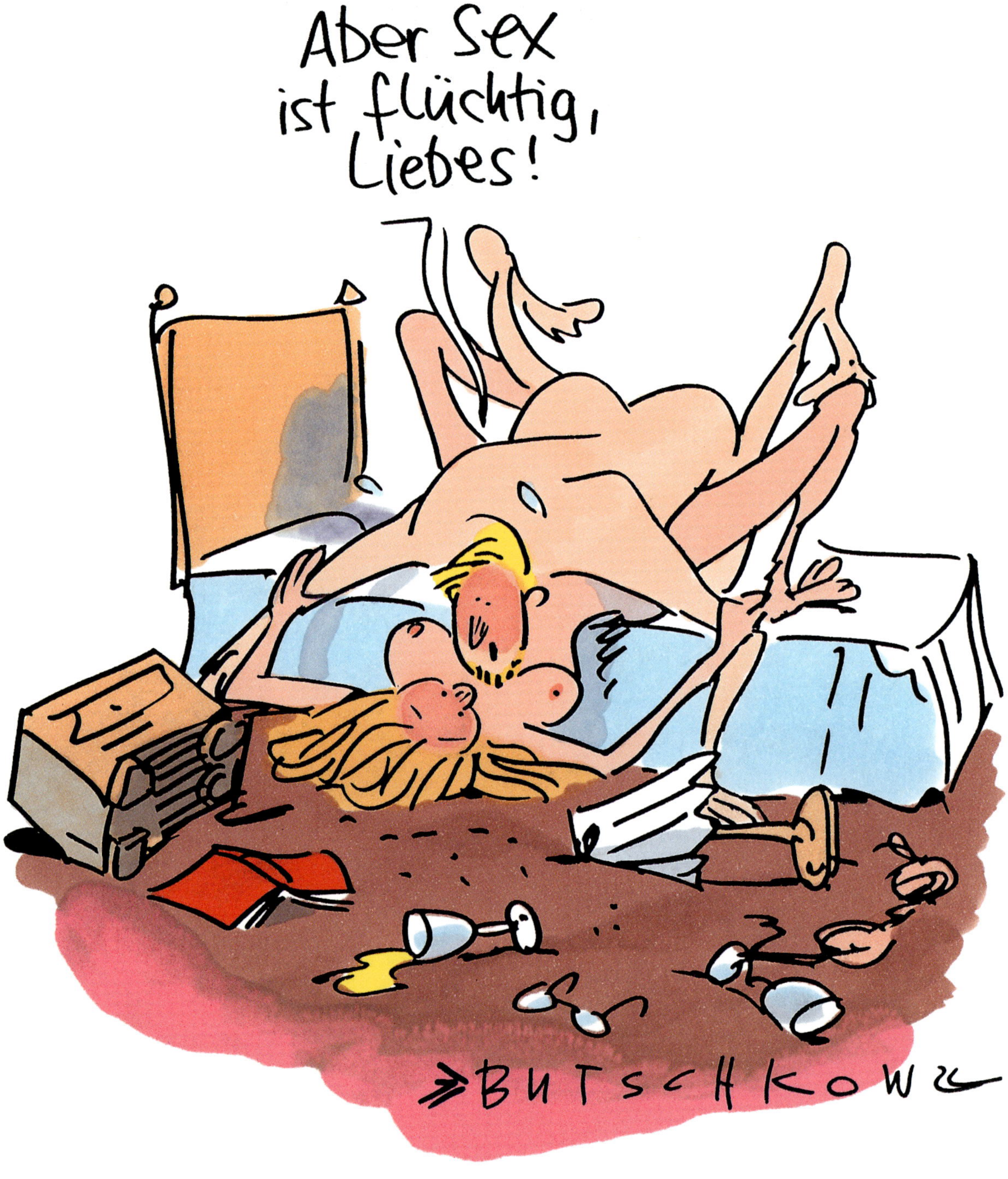
Aber Sex ist flüchtig, Liebes!
BUTSCHKOW

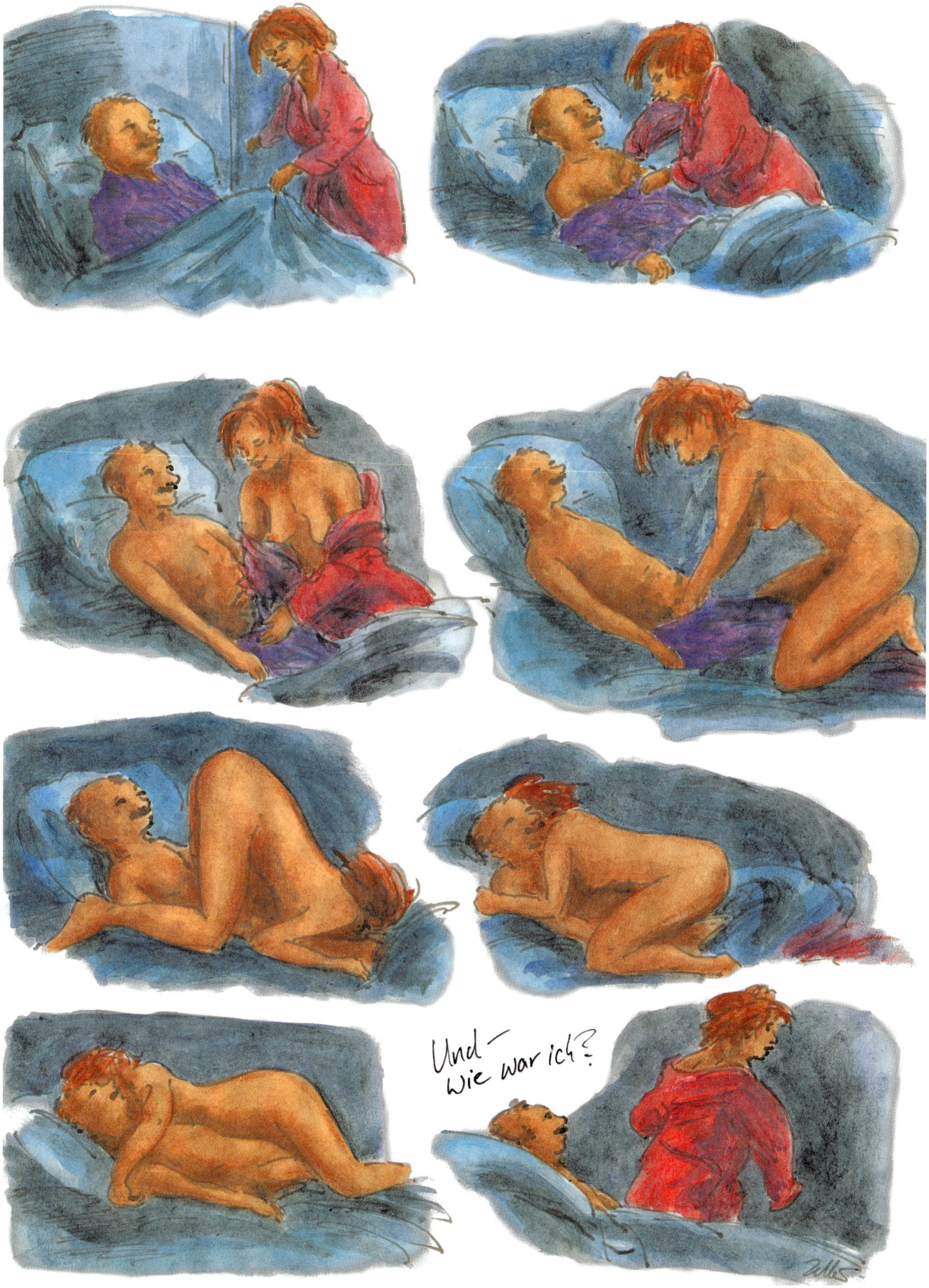
Und –
wie war ich?

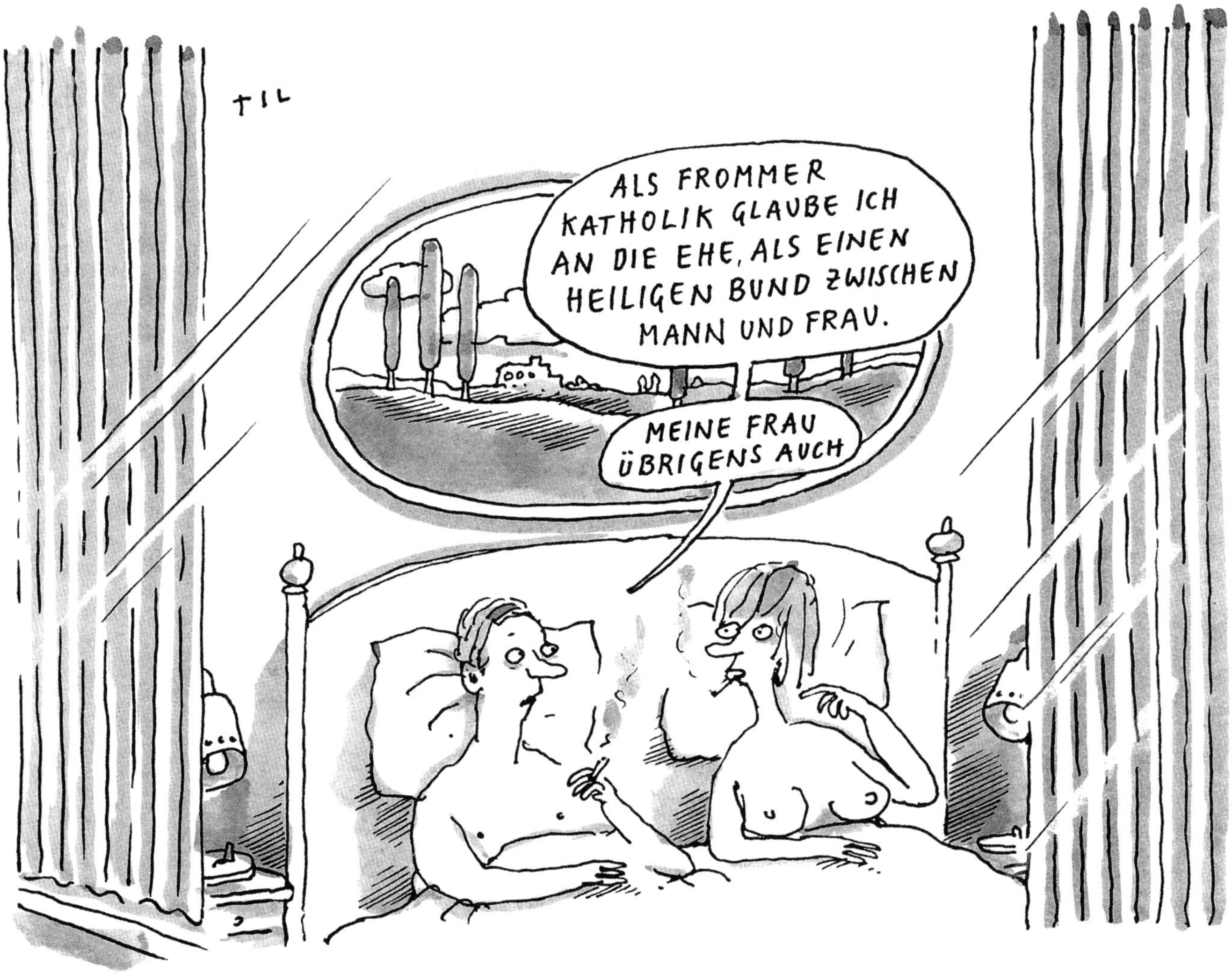
TIL
ALS FROMMER KATHOLIK GLAUBE ICH AN DIE EHE, ALS EINEN HEILIGEN BUND ZWISCHEN MANN UND FRAU.
MEINE FRAU ÜBRIGENS AUCH

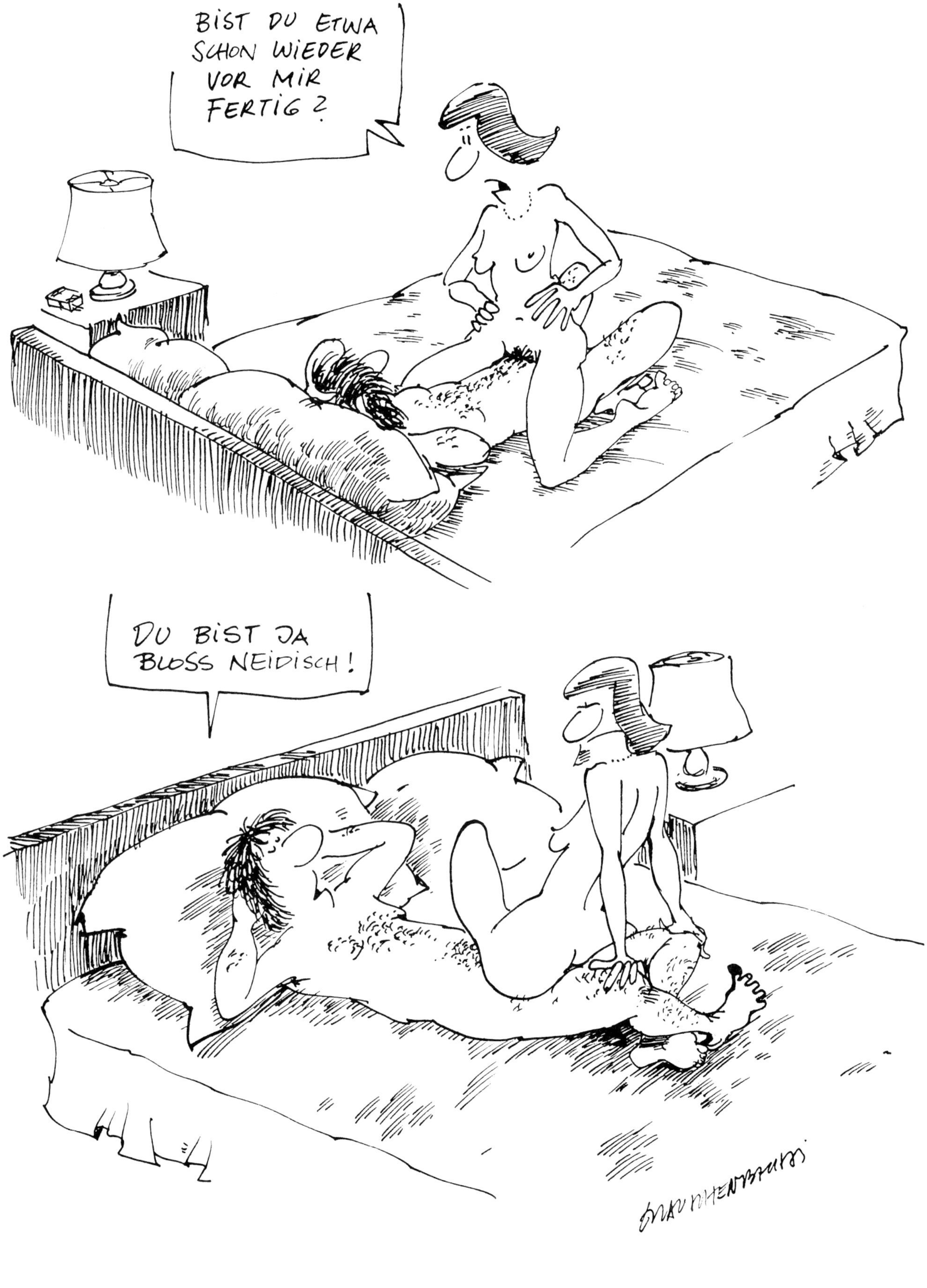
BIST DU ETWA SCHON WIEDER VOR MIR FERTIG?
DU BIST JA BLOSS NEIDISCH!

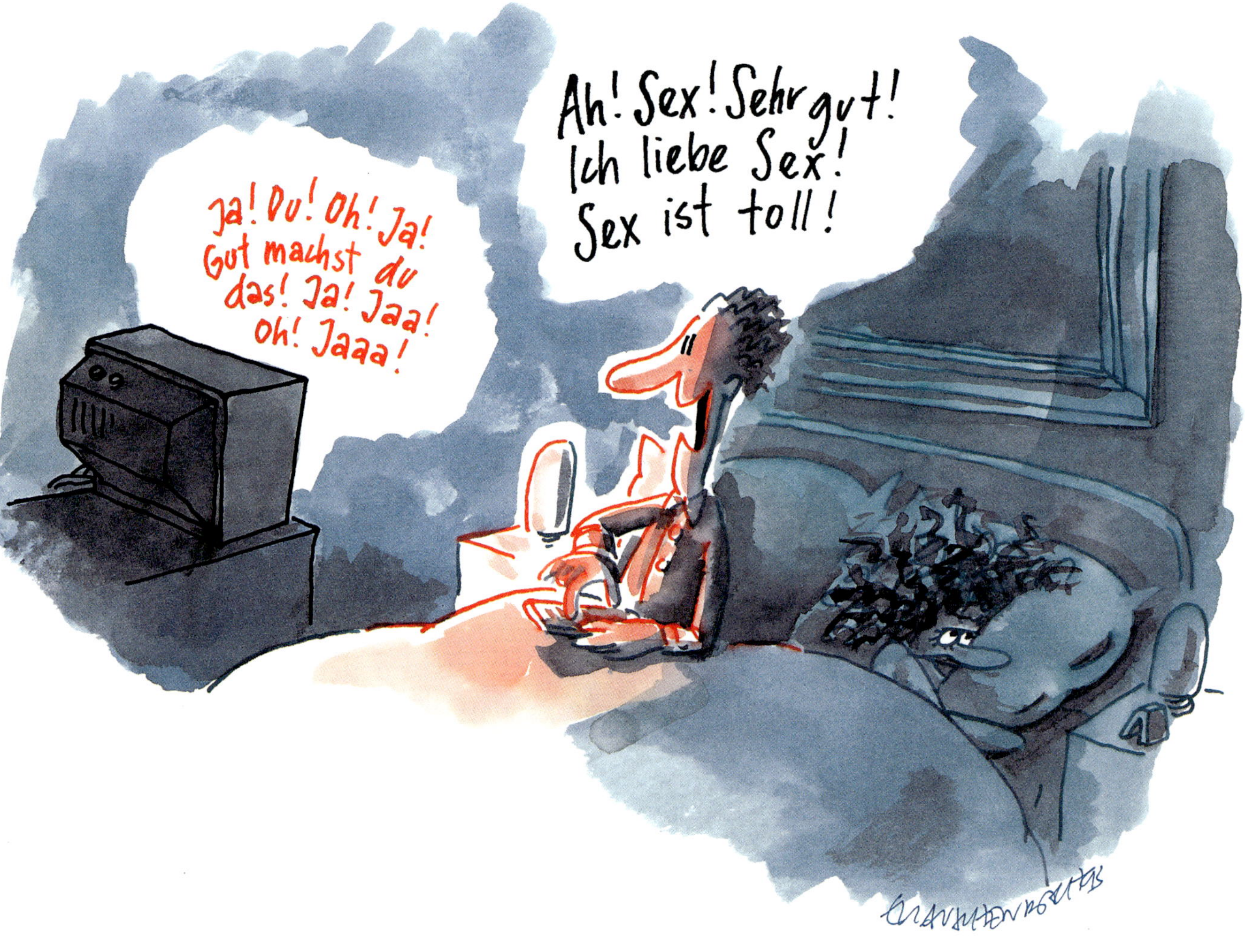
Ja! Du! Oh! Ja! Gut machst du das! Ja! Jaa! Oh! Jaaa!
Ah! Sex! Sehr gut! Ich liebe Sex! Sex ist toll!

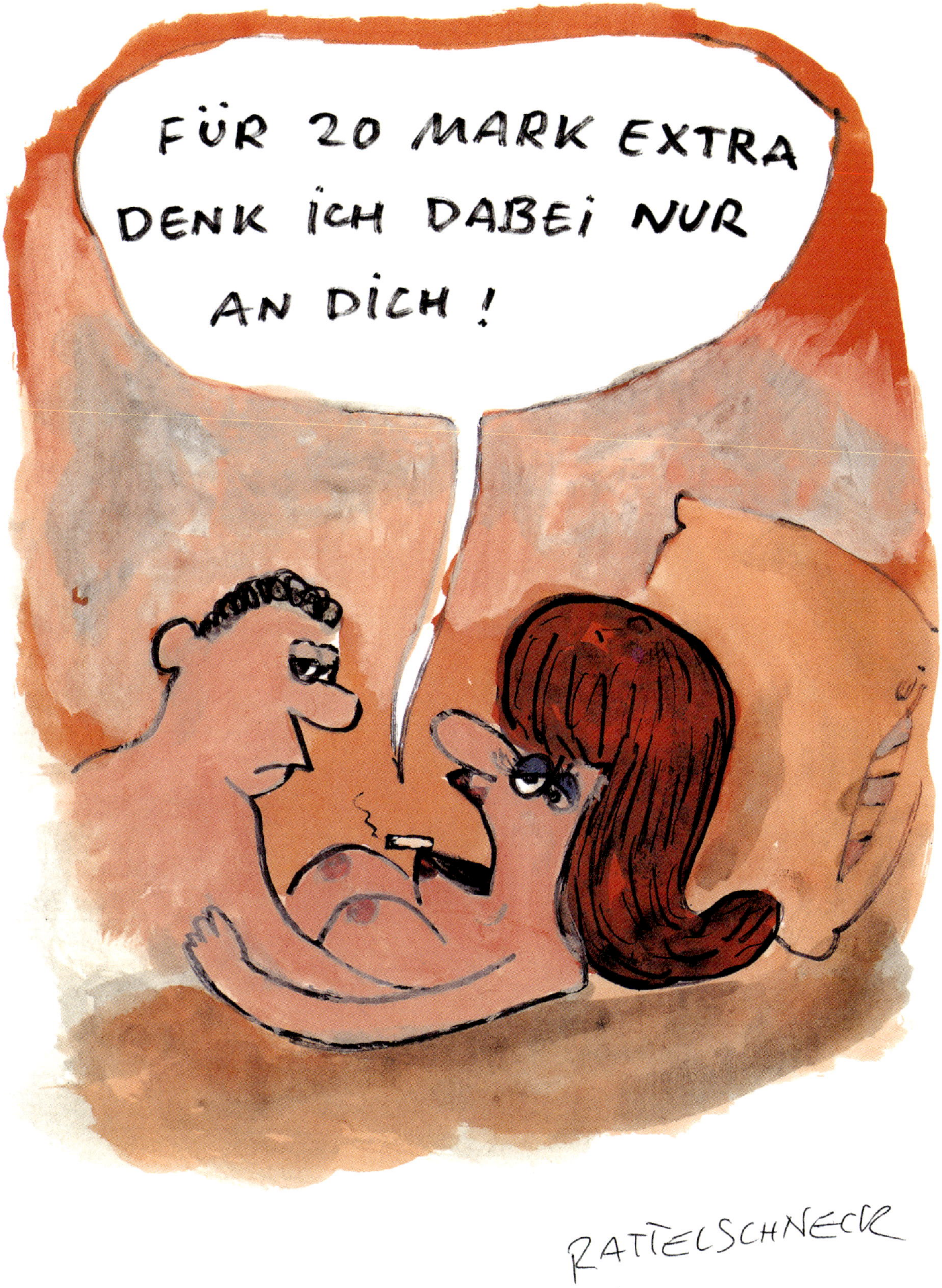
FÜR 20 MARK EXTRA DENK ICH DABEI NUR AN DICH!
RATTELSCHNECK

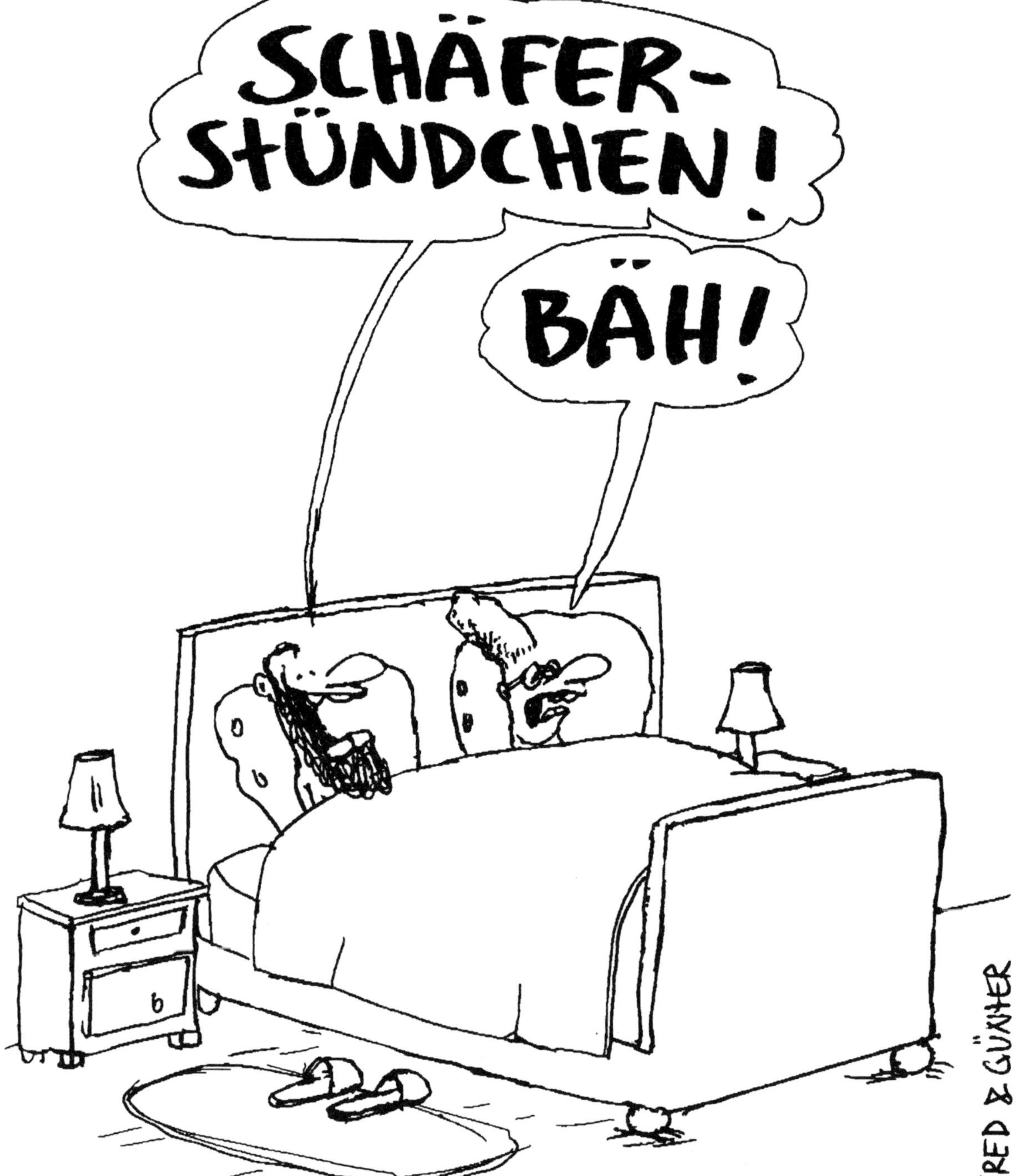
SCHÄFER-
STÜNDCHEN!
BÄH!
FRED & GÜNTHER

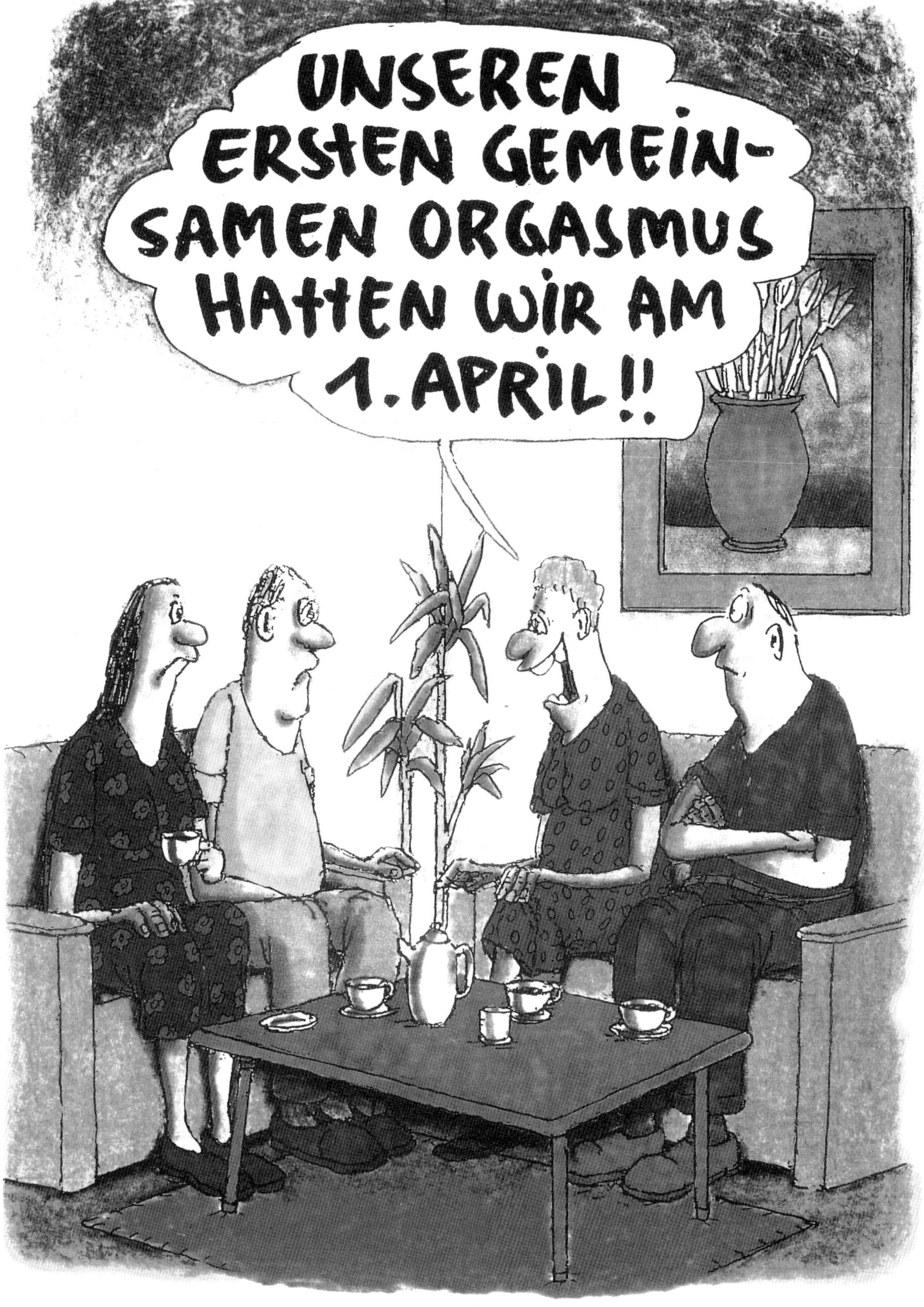
UNSEREN ERSTEN GEMEIN- SAMEN ORGASMUS HATTEN WIR AM 1. APRIL!!

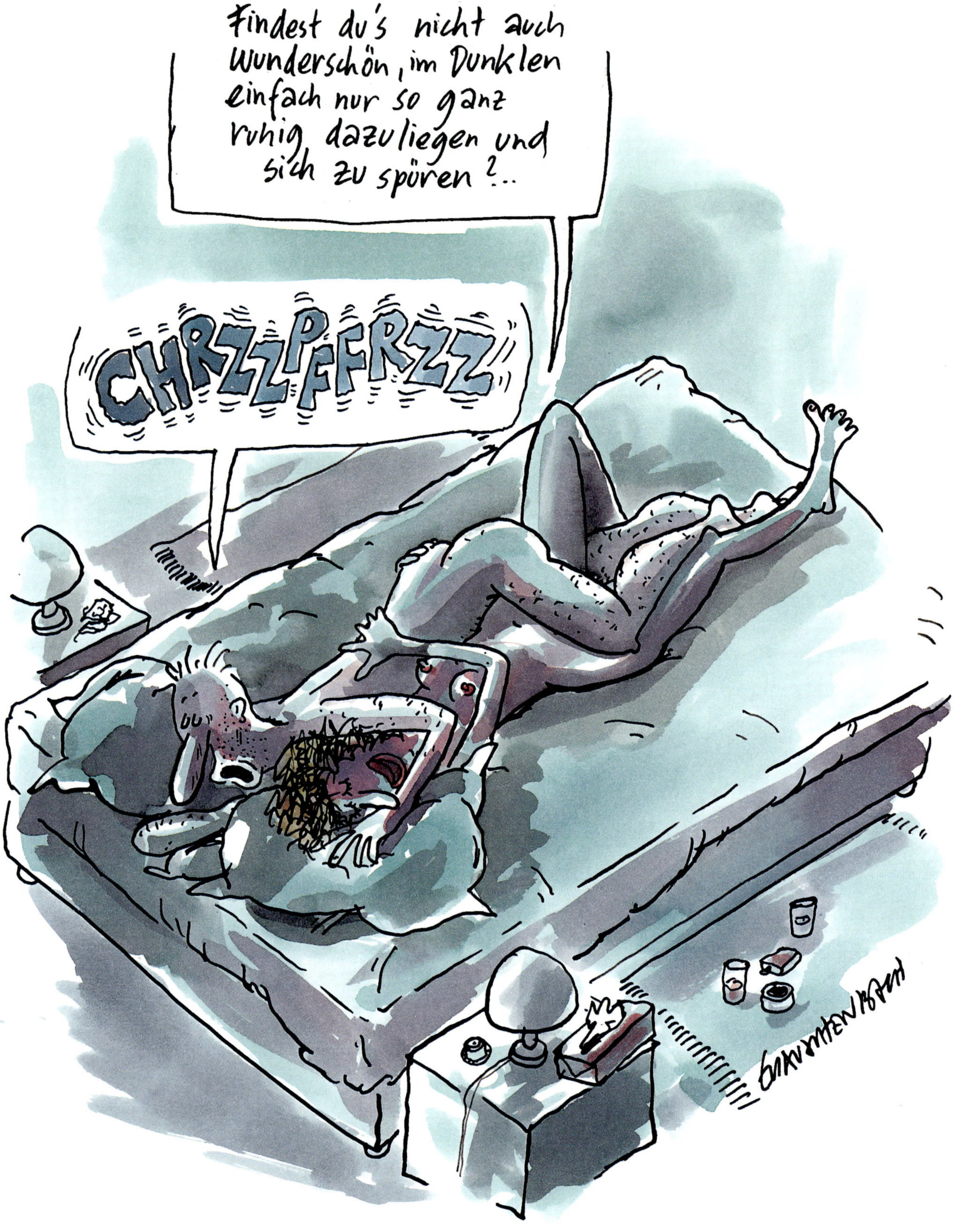
Findest du's nicht auch wunderschön, im Dunklen einfach nur so ganz ruhig dazuliegen und sich zu spüren?..
CHRZZZPFFRZZ

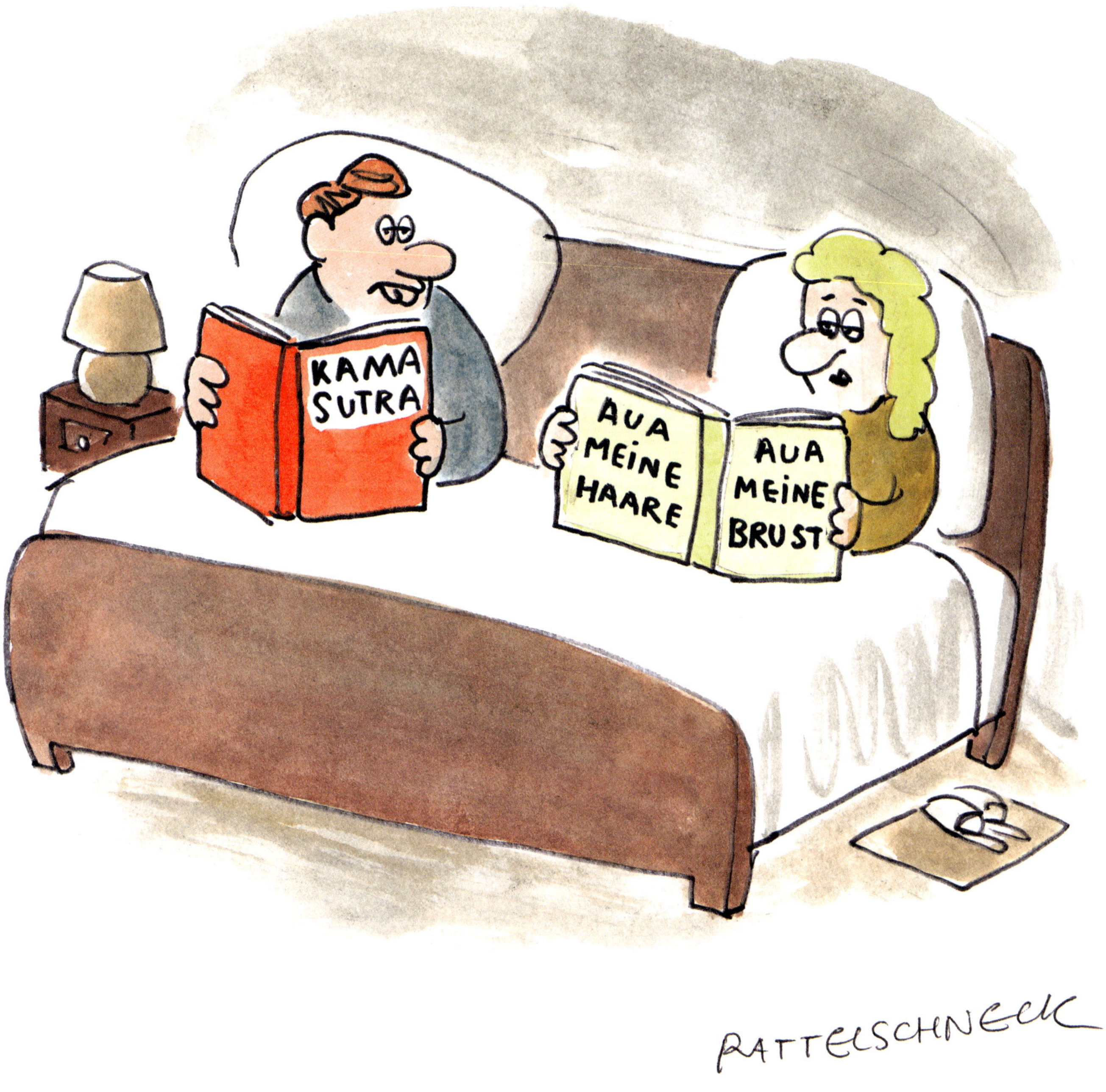
KAMA SUTRA
AUA MEINE HAARE
AUA MEINE BRUST
RATTELSCHNECK

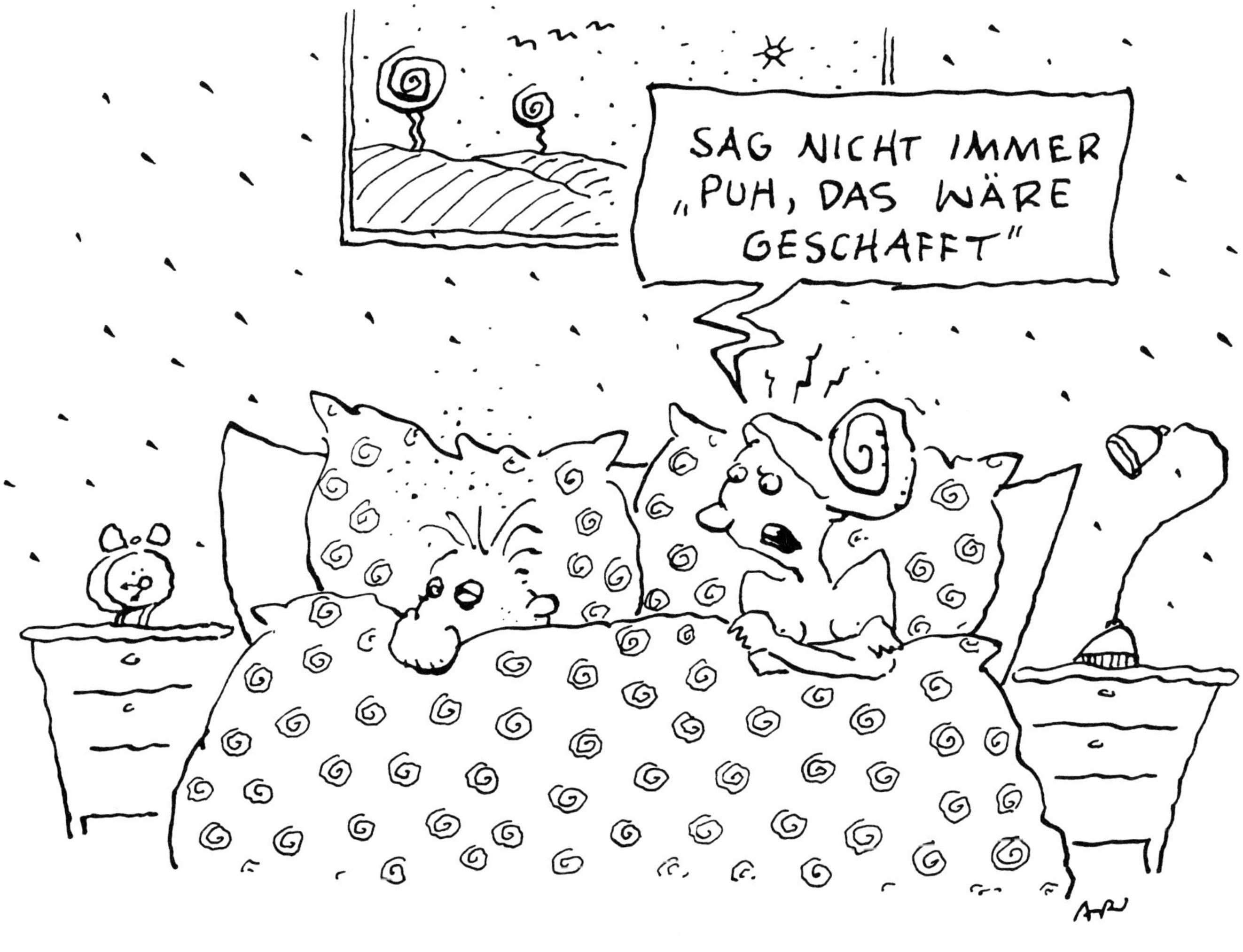
SAG NICHT IMMER „PUH, DAS WÄRE GESCHAFFT"
AR

Lappan · Bücher, die Spaß bringen!

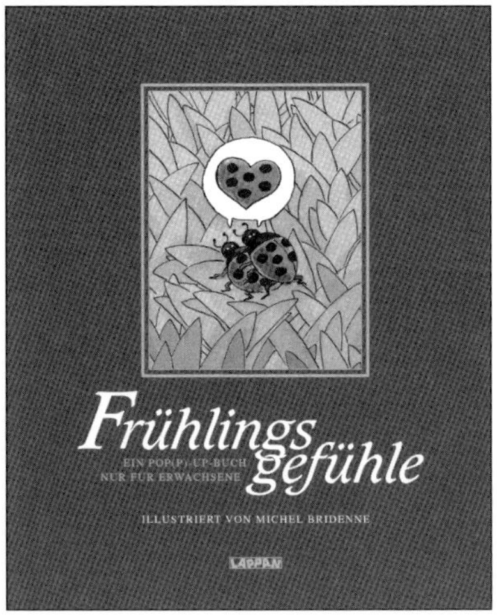

Michel Bridenne
Frühlingsgefühle
Ein Pop(p)-up-Buch,
25 x 30 cm, Hardcover

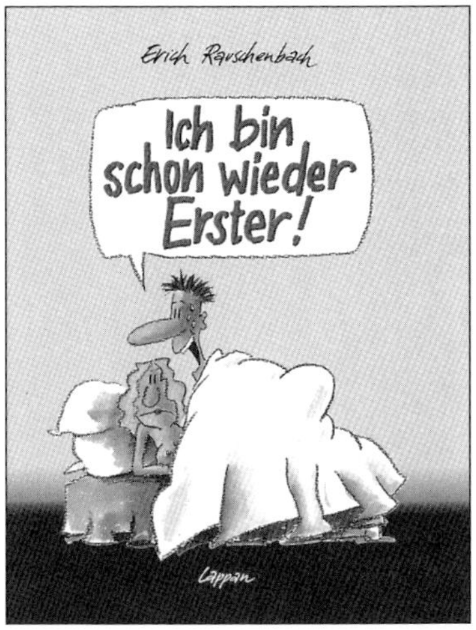

Erich Rauschenbach
Ich bin schon wieder Erster!
21 x 29,7 cm, Hardcover

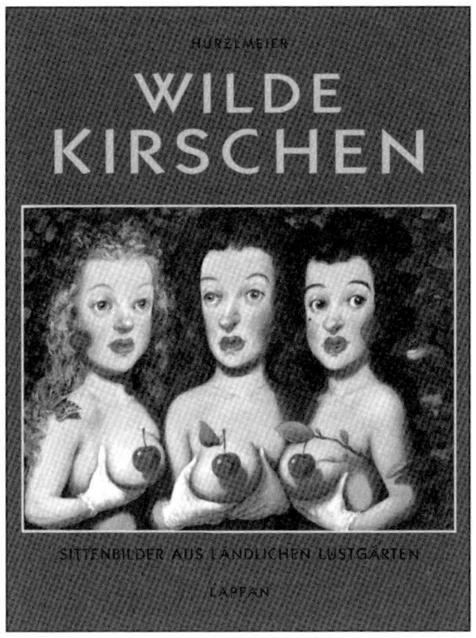

Rudi Hurzlmeier
Wilde Kirschen
23,5 x 31 cm, Hardcover

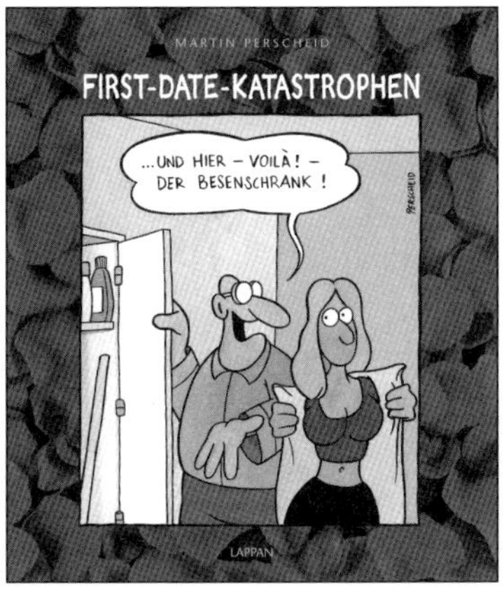

Martin Perscheid
First-Date-Katastrophen
20 x 23 cm, Hardcover

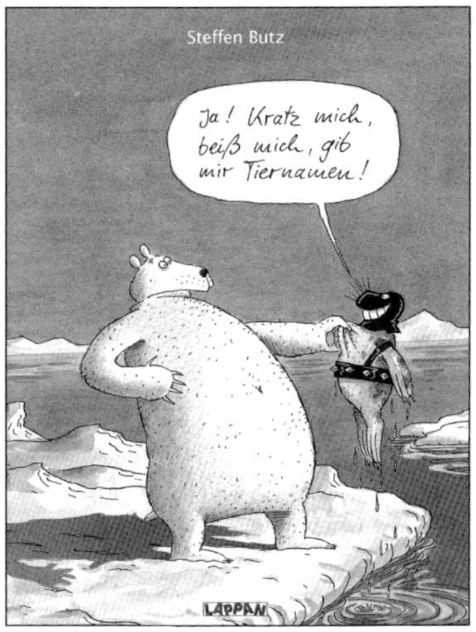

Steffen Butz
Ja! Kratz mich, beiß mich ...
22 x 27 cm, Hardcover

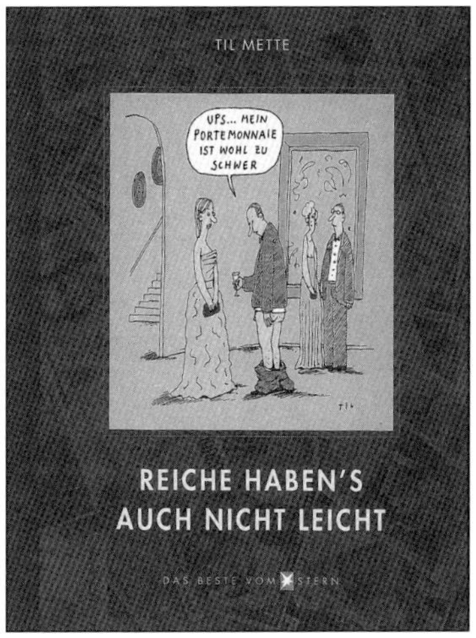

Til Mette
Reiche haben's auch nicht leicht
21 x 29,7 cm, Hardcover

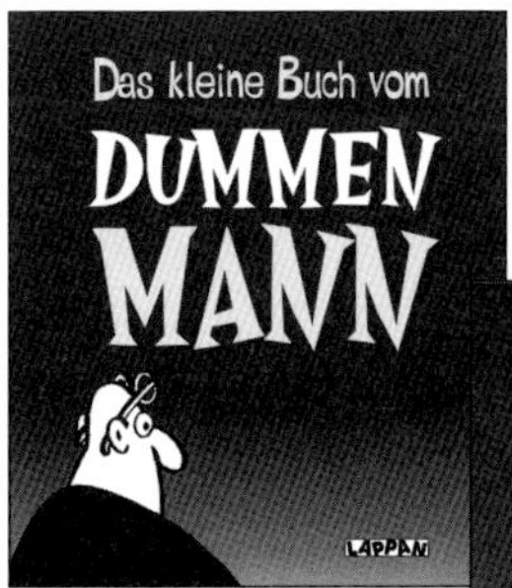

Das kleine Buch vom dummen Mann
Mit Cartoons von Martin Perscheid
11,5 x 13 cm, Hardcover

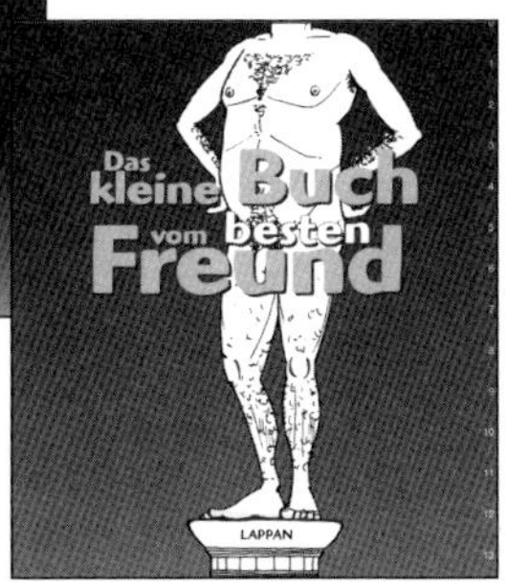

Hans Borghorst
Das kleine Buch vom besten Freund
Mit Cartoons von
Tom Breitenfeldt
11,5 x 13 cm, Hardcover

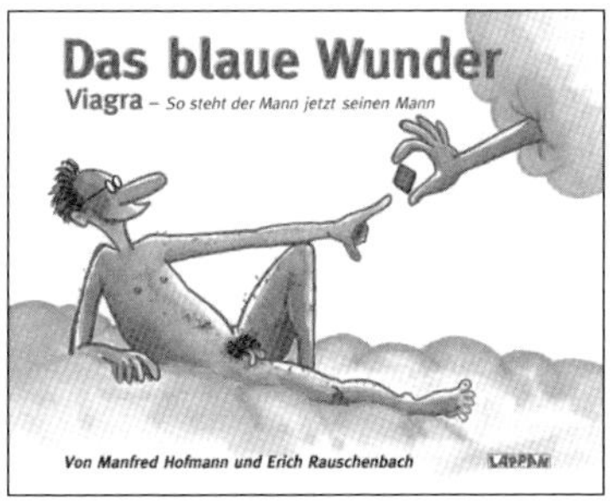

Hofmann/Rauschenbach
Das blaue Wunder
17 x 14 cm, Hardcover

Wir informieren Sie gern laufend über unser Programm – Lappan Verlag GmbH · Postfach 3407 · 26024 Oldenburg
Oder besuchen Sie uns im Internet unter: www.lappan.de · E-mail: info@lappan.de